目錄

CONTENT

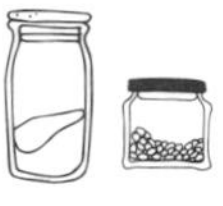

目錄

CONTENT

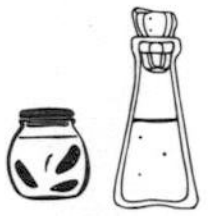

PART 2 如果植物會說話

5 味道的智慧

目錄

CONTENT

目錄

CONTENT

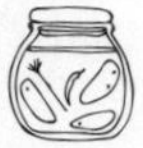

PART 3 美味療法

推薦序

雞毛、頭髮都能做醬油！黑心食品無所不在

財團法人梧桐環境整合基金會執行長　**朱慧芳**

曾聽過一位食品加工界的大老細說台灣醬油食品的點滴，我才知道雞毛醬油很可能還在台灣市場流竄。雞毛醬油顧名思義，就是用雞毛當原料做成的醬油，原理跟曾經在中國被揭露的頭髮醬油如出一轍，都是用含有蛋白質的天然回收廢棄物，例如理髮院的人髮、屠宰場的雞鴨鵝毛、剝蝦場的下腳料蝦殼等當基底，以鹽酸水解變成胺基酸液，再經過調味調色，甚至混合真的豆製醬油，最後變成有色有味的醬油產品。

黑心醬油並不是現代產物，早在日據末期的台灣就曾經被踢爆過。一九五〇年代著名的淡水河染黑事件，就是政府將查緝的十四萬公斤假醬油倒入淡水河，致使河水和河裡生物遭到無妄之災的真實故事。

《美味陷阱》講的是加工食物歷史，一個接一個真實發生過的小故事、小事件，娓娓演繹出市場上被稱為「食品」的前世今生。書中篇章處處揭露假食品如何變成被大家接受，並且被誤當是真食物的過程；行銷人員如何透過廣告企劃和設計，讓民眾以為假食品可以提供身體營養所需；身體的味覺系統和判斷力，如何隨著假食品的混淆，一點一滴地被瓦解。

經過加工的食物，天生注定要遊走在「真」、「假」之間。少量手工的傳統加工，確實可以維持純天然的本質，不過，一旦進入大量生產、大量銷售的模式，便很難維持啥都不添加的處女身。但是在口感被麻痺、錢包有苦衷的限制之下，人們選擇接受好吃和廉價的假食品，把基本的安全保障交給法律。

然而，保障人民福祉的法律本身卻存在著莫可奈何的矛盾，例如噴灑農藥的蔬菜可以自由販售，不使用農藥的有機栽種反而需要驗證。在台灣誰都可以買農藥，誰都可以按自己喜歡的方式種菜，哪怕土壤曾經被污染，澆灌的是髒水。但若是想要種有機蔬菜來賣，反而要被層層控管。原來，法條是多方角力的危險平衡，它必須滿足經濟發展、產業運作並維持人命。真正可以關照人民健康的只有自己，不是法律，更不是廠商。

所以管好自己的嘴巴，找回食物真原味，不要讓人工假味和無味食物騙去我們的身體和理智，才是終極的飲食之道。

推薦序

感官被假味道綁架，讓人類成為營養白癡

台灣全民健康促進協會理事長　**陳俊旭**

二〇〇三年，我在西雅圖執業時，有一位七十歲的老先生告訴我，他每年冬天都會到墨西哥避冬。他說只有到墨西哥的鄉下，才能吃到小時候食物的味道，因為現今美國的食物都沒味道。有人會認為，他可能是因為年紀大了，味覺感官退化吧！才會覺得食物沒味道。但事實證明，近幾十年來，美國食物的原味真是跌到谷底了！現代化農業重視的是產量，而完全忽略了食物的味道。所以，在美國超市買過菜的人都知道，架上的蔬果又大又漂亮，但是味道很平淡，萵苣和番茄，吃起來真的味如嚼蠟！

問題不止於此，為了掩蓋食材平淡無味的窘境，食品業者發明了數以千計的人工香料與調味劑，添加到幾乎所有的加工食品上，結果是，不論是超市架上的糕餅零食飲

料，或是餐館裡的誘人佳餚，你會發現都超級好吃！因此，造成現代美國食物的「兩極化」：新鮮食材平淡無奇，但加工食品聞起來香氣撲鼻、吃起來刺激過癮，令人一口又一口，欲罷不能。下次當你看到有人不停地吃洋芋片、薯條、炸雞、泡麵的時候，不要責怪他，因為他早已被人工調味劑綁架了！

人類之所以要有眼、耳、口、鼻這些感官，目的是讓我們能夠分辨好壞。在大自然中，充滿營養的食物，通常氣味是比較濃郁而且可口的。如果氣味平淡，那很有可能是營養不足。而這些所謂的營養，不是碳水化合物、蛋白質或脂肪，而是植物的次級化合物。

以前的人類，靠敏銳的口鼻感官與腸道內的各種偵測器，可以找到對身體有益的營養食物，很可惜，現代化農業和食品化學工業破壞了這個連結，前者讓食物的營養流失、氣味變淡，後者用科技製造了好吃但不健康的垃圾食物，讓很多人無法辨別食物原味，而掉入假食物的萬惡深淵。

這本書實在太精采了！它是我看過討論現代食物的味道與健康之間的關係，最鉅細靡遺的一本。本書內容實在是太重要了，甚至有列入教科書的必要！我強烈推薦年輕人和孩童一定要看，因為這些族群被綁架得最嚴重，很多人根本沒吃過真食物。如果嫌書裡的訊息太多，我建議你先看看目錄吧！因為光是看目錄就值回票價了，保證你會很想一窺究竟。

還有，你一定要看書中探討人工香草味的研發過程，羊如何找到合適的食物，以及黃蜂如何找到毛毛蟲，也千萬別錯過「營養智慧」的章節，因為很少人理解這個奧祕的真相，尤其是自以為是的營養專家，一定要謙卑地看看大自然是多麼聰明與巧妙！

當你看到書中提到的小牛，如果自己選東西吃時，體重會長得比吃「反芻動物營養學博士所調配飼料」的小牛還要重，你就會知道，原來人類專家設計的食物，遠遠不如大自然設計的精密！如果你再看一九二六年戴維斯醫師所做的「嬰兒自主選擇食物」實驗，那就更精彩了！這些只接觸天然食物的嬰兒，個個都是營養學大師，而且身體都長得很好，這也就印證了：人類和其他大自然動物一樣，也具備「營養智慧」，但前提是，不要接觸「假食物」，一旦被騙人的人工味道所迷惑，很快就會變成「營養白癡」，那一輩子就完蛋了！

從本書中，我們可以做一個結論：這個時代的慢性疾病如此氾濫，肥胖如此嚴重，一切都是科技的錯！然而，水可覆舟，亦可載舟。大家千萬別太悲觀，本書末，我們也看到人類食物的未來希望，只要善用科技，在農業方面，我們可以讓美味和產量兼具，在食品業和餐飲業方面，我們更可以讓美味和健康畫上等號。

希望更多民眾看到此書而覺醒，也希望更多專業人士因此書而調整方向，研發出讓人類越來越健康的科技與產品，這才是眾生之福啊！

PART

1

多力多滋
玉米片效應

多力多滋不只預言了玉米片等零食的未來，
也預言了所有食物的未來：
每種食物吃起來已經「不像自己」，
而像「我們想要它吃起來」的樣子。
當食物越來越無味時，
我們就更大把地使用幾百噸的香料來賦予味道。

「東西」變「食物」的祕密，就藏在化學調味劑裡

我們花大錢、費精力處理食物危機，但其實應該把心思放在「大規模的味道失調」會比較適切。食物的問題不在於熱量，或身體該如何處理熱量，而在於我們自願吃那些錯誤的食物。如果我們忽視味道越久，成為味道受害者的時間就會越長。

從胖子聚會，變成世界知名的瘦身公司

一九六一年早秋的某天，三十七歲的家庭主婦珍．尼德契（Jean Nidetch），推著手推車在美國紐約長島的某家超市購物時，遇到了一位朋友，對方說：「妳的氣色真好！」正當這份讚美之辭讓尼德契感到喜悅時，很不幸地，對方又繼續問道：「那妳的預產期是何時呢？」

事實上，尼德契並沒有懷孕。她身高一百七十公分，體重九十六公斤，就現在的標

準來看，她是個胖子，不過當時她還不知道「胖」這個形容詞代表的意思；或者該說，肥胖在那時的人口統計數據中只是一道小小的漣漪，還沒有形成波浪。

尼德契之前已經去看過紐約的減重門診，但這些醫生的建議根本不管用，所以她又到紐澤西州就診，但那邊的醫生一樣幫不上忙。她也嘗試過各種節食法，雖然每一種都曾見效，但都無法持久：一開始她的體重的確減輕了，只是不久之後又復胖，而且胖得更多。

她雖然可以克制食慾，但頂多只有三分鐘熱度，因為她太愛吃了。她喜歡香味十足的食物，例如披薩、肉類，也熱愛甜食，喜歡杯子蛋糕和冷飲。她早餐吃得不多，但這是因為她會在凌晨三點鐘起床，找冰箱裡的豬肉塊或燉豆子來吃。在夏天，如果販售冰淇淋、披薩或是三明治的餐車沒在她家附近停下來，她就會在車子後面緊追不捨。當雷根糖在她腦中蹦蹦跳跳時，她會翻兒子的衣服口袋看能否找到幾顆解饞。不過她最喜歡吃的是餅乾，她是餅乾控，一旦開始吃了就欲罷不能。

在尼德契被誤認為懷孕的隔天，她打電話到紐約衛生局的肥胖門診預約掛號。看病當天，她到一個充滿過重女性的房間中就診。醫院的指導員發給每人一張能幫她們減重的食物清單。尼德契發現這些食物並沒什麼新意，她就有許多類似的飲食指南，只是她始終無法長久依循這些指示徹底實行，不過這次她打算再嘗試看看。

於是，她放棄最愛的披薩、蛋糕和冰淇淋，改吃蔬菜和魚類。每個禮拜她都會固定到肥胖門診回診，體重也以每週近一公斤的速度下降。

對尼德契而言，這回算是大有進步了。不過那位苗條的指導員可不這麼想，她打量著尼德契說：「妳到底是哪裡沒做對啊？」

事實上，對方還真沒說錯。尼德契的確沒有照著食譜吃，至少沒有完全遵守，罪魁禍首就是餅乾。她偷偷在吃餅乾。在每次搭地下鐵前往診所的途中，她都要先編造謊言，想出藉口，解釋為何體重未能達到理想標準。每過一個星期，這些謊言便編織得越來越精緻複雜：我便祕了、我水腫了、我月經來了。到了第十週，她已經羞愧到無法直視指導員了。

尼德契再也無法承受這樣的心理壓力，她得把隱藏在心中的祕密說出來，所以她打電話給六位肥胖的朋友，邀請他們到家中一起開誠布公，分享心情。這些朋友全都支持她，說她「有權利」吃餅乾，而且他們平常也是這樣大啖餅乾。有個朋友是把巧克力脆片藏在櫥櫃的盤子後面，還有人是把零食偷放在蘆筍罐頭後方以免被家人發現。他們也都坦承會在半夜爬起來吃東西。

在聚會結束前，有位客人問道：「我們下個星期可以再來嗎？」到了下禮拜，這些客人帶來其他三位肥胖的朋友參加聚會，再下個禮拜又增加了四位。

一年後，尼德契的體重已經降至六十四公斤，她舉辦的聚會也越來越受歡迎。有天晚上，一個因為參加此聚會而減掉了十八公斤的商人建議她，可以把這個小型計畫變成一門生意。尼德契照辦了。五年後，光是在紐約市她就開設了兩百九十七個減重班，在十六個州有二十五家加盟店。一九七八年，以製造番茄醬而著名的亨氏公司（Heinz）花了七千兩百萬美元買下她的公司。該公司的名字是「慧儷輕體」（Weight Watchers）。

實在瘦不了！為何會越減越肥？

尼德契的瘦身妙方主要是凝聚減重者們的意志力。慧儷輕體並非是實行此法的先驅。一九六〇年，「匿名暴食戒除組織」（Overeaters Anonymous，簡稱OA）這個瘦身的非營利性組織，同樣也是借助團體力量支持的方式進行。

支持性團體只是讓人減重的方式之一。例如，慧儷輕體成立一年之後，有位生活奢華的攝影師出了一本書叫做《飲酒男人的飲食：如何用最少的意志力減重》，提出完全相反的瘦身法，該書銷量高達兩百多萬冊。同年，標榜低糖低熱量的健怡百事可樂問世，掀起了液體減重法的狂潮。數年後，一位英國的生物化學家則發明劍橋飲食法，這是一種低熱量的飲食法，利用促進脂肪的燃燒，以快速減輕體重。

從一九六〇年代開始，人類就越來越胖，規劃飲食與節食的風潮也隨之興起。根據美國疾病防制中心的資料顯示，在一九六〇年代早期，美國有十三．四％的成年人可稱為「肥胖」；十年後，則上升到十四．五％。不過肥胖真正急遽增加的時間是在一九八〇年代到一九九〇年代晚期，這時有三成的美國成人是肥胖的，超過了一九六〇年代早期的兩倍以上。

換句話說，所有的節食方式都沒有發揮作用。雖然尼德契改變人生的經歷激勵人心，每個減重方式背後也都有真實的生命奇蹟故事做見證，但事實上，人們的體重仍持續增加中。

目前有三十五％的成年人是肥胖的，比起當年幾乎增加了三倍。在一九六一年，尼德契的身體質量指數（BMI）是三十三．五，處於肥胖範圍的中間值，但在二〇〇〇年代中期看起來則相當普通。在一九六〇年代早期，還沒有現今被視為「極度肥胖」的現象產生，當時只有〇．九％的美國人落在這個範疇，被誤認為懷孕的尼德契，距離極度肥胖還差了將近十九公斤，但現在極度肥胖的人已經高達六．四％。

打個比方。這樣的現象，就像在一九六〇年門票售罄的海盜隊對洋基隊的世界大賽中，球場裡有六百個球迷挺著驚人的大肚子觀賽，而現在這樣的人數已增加到四千五百人，而且沒有人會因為這種「壯觀」的景象而覺得驚訝。

此外，在一九六〇年代，有一半以上的美國人都擁有苗條的身材，而在不苗條的人中，大部分也只是「過重」，也就是只要再減個幾公斤就好。但現在苗條反而是不尋常的，苗條的美國人占不到全國人口的三分之一。換句話說，有超過三分之二的美國人不是過重，就是肥胖。

現在有九千萬名美國人（這些人數比洛杉磯、紐約和芝加哥加起來人口總數的兩倍還多）因為吃得太多，使得罹患下列疾病的風險增加：氣喘、癌症、突發性心臟病、中風、生育力下降、早產、高血壓、睡眠呼吸中止症、肝臟疾病、膀胱疾病、糖尿病與關節炎。肥胖還會使人收入減少（此狀況對女性而言更加明顯）、醫藥費用增加、自信心減低。在可預防的「死亡」成因中，肥胖緊接在抽菸之後。如果以「疾病」的成因而言，肥胖則遠超過抽菸、喝酒和貧窮。

肥胖的問題已嚴重到有如接觸性傳染病，而且越來越多國家都面臨同樣的問題。英國人變胖了，中國人變胖了，甚至連法國人都變胖了，肥胖已形同大型流行病，全球都在積極阻止這種現象繼續蔓延。

在這場漫長的抗戰中，慧儷輕體和匿名暴食戒除組織只是早期的戰略手段，接下來還有普利提金飲食法、斯卡斯代爾醫療飲食、代餐減肥食品、阿金減肥法、南灘減肥法、分區飲食法、營養系統飲食法、克雷格減肥法、血型飲食法、地中海型飲食法、楓葉糖漿飲食法、得舒減肥法、高麗菜湯減肥法、原始人飲食法，以及生機飲食法。

其中，美國人吃能夠讓脂肪燃燒的葡萄柚，一連七天都喝高麗菜湯，計算著每天需要達成的節食目標，遵守容易實行的客製化菜單，打付費電話與線上的減重顧問諮詢交談，吞下蘋果醋藥丸，依照擬定好的減重法有節制地吃零食，在十四天的誘導期[1]中不吃會導致高血糖的蔬菜，讓碳水化合物、脂肪和蛋白質所占的熱量比例控制在四：三：三，讓胰島素與升糖指數維持平衡，還搜尋名人的科學減重法。此外，也放棄了「烹調」這種瀕死的文化習慣，模擬古代穴居人的飲食方式，要求廚師料理不含蛋黃的煎蛋，然後到達「酮病[2]」這種燃燒脂肪的代謝極樂天堂。

然而這些方法全都徹底失敗，美國男性的體重平均增加了十三多公斤，女性則增加了將近十二公斤。根據《美國減重與飲食控制市場》這份報告指出，在一九八九年到二〇一二年之間，美國人共花費了一兆多美元在減重上。與此同時，肥胖的人數卻增加了五成，而極端肥胖的人也倍增。

這是個很奇怪的現象。雖然我們的文化，對苗條的重視更甚於財富，但是我們依然吃個不停。現在連幼稚園的孩童也要減重，在六到九歲的兒童中，有高達三分之一的孩子是屬於「過重」或「肥胖」。

變胖其實只是我們內心深處感到焦慮不安最明顯的一種表現形式。人類沉溺於食物

1. induction phase，為阿金飲食減肥法四階段中的第一階段，嚴格限制醣類攝取，嚴禁食用米飯麵食，只吃蛋、肉、魚等食物，可吃低升糖指數、纖維質多的蔬菜。
2. ketosis，攝取高蛋白而限制碳水化合物，會增加脂肪酸的代謝所引起的疾病。

之中，已經開始對我們的生命造成威脅，食物似乎會干擾身體所有的運作方式，像是讓器官過勞、腸胃搞垮、心情低落等。

出現在成人中的糖尿病現在已經改名為「第二類型糖尿病」，因為之前這種公認只有成年人才會產生的代謝疾病，現在已經有許多兒童也罹患此病了。曾幾何時，吃東西原本是維繫生命的必需活動，現在食物卻宛如毒物。

那麼，這中間到底發生了什麼事呢？

味道是食物用來展示自己的語言

關於造成肥胖這個問題，目前最新的答案是「糖」。被稱為「白色死神」的糖不但引發恐慌，也飽受譴責。例如，高果糖玉米糖漿對健康造成的負面影響就令人感到驚懼。另外，本來被認為致命的飽和脂肪現在則被平反，以往用以代替飽和脂肪的多元不飽和脂肪卻遭受圍攻。在脂肪之前受到討論的是碳水化合物，而在更早之前則又是脂肪。如果追溯得更久遠，糖又冒出來了。像這樣，我們一直不斷在尋找肥胖的凶手，試圖釐清原因。

這一百年來，許多人都加入充滿著科技名詞的對話中，談論著升糖負荷、蛋白質比例和三酸甘油酯等現象，其中絕大部分是生物化學領域的門外漢，甚至不知道什麼是生物化學。

之所以造成這種現象的原因之一是人類的天性所致，因為人類天生就是「化約論者」。對於每個問題，我們都只想要找出單一的原因，因為這樣子就很容易找到一勞永逸的解決方式。但是面對營養問題，這種思考模式就不管用了，因為營養牽涉的層面太多太廣。光是必需的維生素、脂肪與胺基酸加起來就有二十四種，這還不包括礦物質、微量元素、膳食纖維，以及生物所需的動力來源——熱量。不過就算你把各種奇特形式的碳水化合物，以及各種脂肪組成的小宇宙加到這份清單當中，都還遠遠不足以描述那些來自植物與動物的物質，在進入我們口中、通過胃腸、成為身體一部分，這整個過程超級複雜的程度。

還有另外一個問題，那就是食物本身就很複雜。我們一直把有害健康的最新營養物質送去審判。事實上，如果罪魁禍首真的是糖，那麼事情就簡單太多了。

整體來看，我們的基因和一九六〇年代的人幾乎仍一模一樣，因此並不是因為演化而使容易肥胖者具有生殖優勢；此外，也沒有在遺傳上比較肥胖的移民進入美國，使得人口的結構發生改變（雖然是否容易變胖的確會受到遺傳影響）。而這些只代表一個事實：我們周遭的確有某些事情改變了。

身體有複雜的需求，並經由食物這種同樣也很複雜的物質來滿足此一需求。那麼，身體如何達成這項需求？又是如何知道自己所需的養分？

這就是我們一直搞錯的地方：「需求」。不論是糖，還是高果糖玉米糖漿、脂肪、碳水化合物，以及其他種種我們一直費心計算的營養成分，也都和需求有關。但是，導致與食物有關問題的原因，不會只落在單一種營養成分上。比如說，如果我們用誤解食物的思維來看待香菸，就會認為香菸會引發癌症，因此香菸是致命的。不過一開始人們抽菸的原因，是因為菸草會使人成癮。人們抽菸是因為有很強的抽菸慾望，這和尼德契的問題很類似，是一種行為問題——不是因為她的身體把吃下的所有食物都轉換成脂肪，或是她身體將精製的碳水化合物轉換成脂肪的效率特別高，身體本來就是這樣運作的，問題是出在「她吃得太多了」。她想要吃東西，她無法克制這種慾望。

說到「需求」，要先談談「味道」（flavor）這件事。

食物展現自己的特殊語言就是「味道」，但現今人類所處的環境，味道已經改變了。我們現在吃的食物依然「像」食物，但嚐起來已經和以往大相逕庭。在近百年來的大部分時間裡，食物與香料有如兩股彼此互補的潮流交纏在一起，逐漸改變了食物的原味。而在某一年，這兩股潮流更在達拉斯的郊區合而為一，匯聚成一個重要的名詞展現出來——「多力多滋」。

美味的假味道大受歡迎

一九六二年夏天，菲多利公司[3]的行銷副總裁亞契·魏斯特（Arch West）帶著妻子和三個孩子到南加州去。表面上，這是一次家族旅行，全家人從達拉斯開車到橘郡，中途順道去卡爾斯巴德洞窟國家公園和大峽谷。

不過，這趟旅行一開始就和「味道」大有關係。魏斯特在進入菲多利工作之前，是

3. Frito-Lay，母公司為百事可樂。

紐約麥迪遜大道的廣告人，當時他負責卡夫食品公司（Kraft）的廣告，以及Jell-O布丁的銷售。順道一提，魏斯特一家人在紐波特時，是借住於勞瑞斯調味鹽[4]發明人法蘭克（Lawrence Frank）的房子。

某天，這家人在「冠蓋雲集」（Five Crowns）這家餐廳用餐時（魏斯特喜歡它們的頂級肋排和美味的奶油菠菜），有位陌生人前來打招呼，他先是稱讚了他女兒的金髮，然後詢問魏斯特一家人是否曾到過他的餐廳用餐。不過這家人並沒有聽過他的餐廳。兩年後，這家餐廳的第五百家分店會在俄亥俄州的托利多市開幕。這個陌生人叫克羅克（Ray Kroc），他的餐廳名稱是麥當勞。

然而，這次旅途中最重要的一餐，並不是在「冠蓋雲集」，也不是在那家後來成為全世界最大的速食連鎖店中，而是魏斯特在洛杉磯和聖地牙哥之間的高速公路邊看到的一家墨西哥小吃店。當時他停下車，點了一小份墨西哥玉米片，那酥脆的口感吸引了他。

魏斯特負責行銷的零食菲力多滋玉米片（Fritos），與墨西哥玉米片只有在酥脆的口感上有顯著差異。基本上，這兩種零食都是以玉米澱粉炸過製成，但是墨西哥玉米片會先烤過，因此吃起來更酥脆，這讓魏斯特留下深刻的印象，他認為墨西哥玉米片可能會是菲多利公司下一個暢銷商品。

當魏斯特回到達拉斯的公司總部後，立刻對其他的業務主管分享這個好點子，但大家對此都興趣缺缺。他的同事質疑，美國人既然已經有了完美的玉米片，怎麼可能還會想吃墨西哥玉米片？

但魏斯特對墨西哥玉米片的未來深具信心，所以他使用自己可以自由運用的資金，在公司之外的工廠繼續發展墨西哥玉米片的概念。之後，他再次努力推銷這個概念，還發放了試吃品，並幫它取了一個非常墨西哥化的名字，叫做「多力多滋」，意思是「小片黃金」。這次他的提案通過了。

魏斯特用來吸引主管們的多力多滋，和他之前在加州吃到的墨西哥玉米片非常相似，只是再加入鹽調味。在一九六四年上市時，包裝上是寫著「烤玉米風味」。當時在美國西南部賣得不錯，那裡的人知道這種牛角形狀的脆片很適合舀起一些沾醬一起食用（早期的包裝上還畫著拿著多力多滋的手，伸向沾醬處）。但是美國其他地區的人並不買

4. Lawry's seasoned salt，是由美國頂級牛肋排餐廳創辦人所發明的調味鹽，內含十七種草本及辛香等材料。在美國部分超市亦有販售。

單，多力多滋聽起來像是墨西哥食物，但吃起來並不像墨西哥食物。這可是個問題。

於是，公司其他高層再度反對這個有趣的新零食，因為它並未造成流行。那些經理們冷眼嘲笑這個紐約來的花俏廣告人，說他「不懂『東西』和『味道』之間的不同。」但其實魏斯特早已超前他們一步，這可能是因為他和勞瑞斯調味鹽的大人物法蘭克是朋友，他早就知道「東西」和「味道」這兩者間的界線模糊。他反擊道：「當然我們深明此事，但是住在這個國家北部的人可不知道這點，而這些人就是我們的消費族群。」

結果，那個市場的確很大。後來，美國東北部、西北部、南方和西南方的人，全都喜歡上墨西哥玉米片風味的多力多滋。

四年後，菲多利再次模糊了東西和味道之間的界線，他們推出嚐起來像是烤乾酪的多力多滋。到了一九八六年，沙拉醬口味的墨西哥玉米脆片誕生了。及至二〇一〇年，不論是小孩還是青少年，大麻成癮者還是意志堅定的人，大家都愛多力多滋，這讓菲多利公司每年賺進五百億美元。

目前美國有十四種口味的多力多滋玉米片，包括了義大利青醬和香甜辣味等口味。每天在世界各地都有數以千萬根手指沾上了黏黏的橘色調味料，鹽味、脂肪和香料的無敵組合，讓無數的神經元興奮起來。一如在一九六八年的包裝袋上所大肆宣傳的：「酥脆好吃，讓人忍不住一口接一口。」

用「加味」解決「無味」

「東西」和「味道」這兩者當然不能畫上等號。不同的東西會有不同的味道，橘子嚐起來就像橘子，香蕉嚐起來就像是香蕉，墨西哥玉米片嚐起來會像是墨西哥玉米片，玉米片嚐起來當然像是玉米片。至少在每個家庭沒有聽說過麥當勞之前，世界是這樣運作的。

在魏斯特進入菲多利的前幾年，該公司便開發出了烤肉風味的洋芋片，使得薄薄的炸玉米片有著和在木炭上慢慢烘烤的烤肉般的煙燻與香甜風味。吃烤肉風味洋芋片的人，喜歡搭配橘子、葡萄或檸檬口味的冷飲，這些飲料在當時也還未添加任何「東西」。

到了一九六〇年代初期，香料科技往前邁進了一大步，這時的科學已經進展到不僅能夠模糊，甚至還能扭曲這條界線。魏斯特就是這麼做的，他把單純的炸玉米片加入墨西哥餐點的濃烈香辣風味。於是乎，「東西」改變了。

與此同時，水果、穀物、肉類和蔬菜的味道也變得越來越平淡。菲多利公司在一九六〇年代用來製造菲力多滋玉米片的玉米，表面上看起來和愛爾默．杜林（Elmer Doolin）在一九三二年創立菲力多滋公司時的玉米一樣，但是吃起來的味道卻已大不相同。在一九六七年，美國的玉米農場面積比三十年前增加了三倍，玉米的產量變多，味道卻變淡了，就像是次級的玉米一樣毫無滋味。

馬鈴薯也是同樣的狀況，當杜林開始生產菲力多滋玉米片時，赫爾曼．樂[5]也展開了洋芋片生意。當時農夫在每英畝土地上可種出六十三袋馬鈴薯，但是到了一九六〇年代中期，產量提高到兩百袋。只是這些馬鈴薯也像玉米那樣，吃起來不再像馬鈴薯。

而這個問題有解決之道。農作物的平淡無味可以用工業方式加以改善。科學家利用當時最先進的分析技術，取得了能讓人類體驗到「味道」的神祕化合物，然後化學公司開始製造這些化合物，並賣給食品公司，好讓食品公司能在食物中添加這些化合物。在一九六八年墨西哥玉米脆片口味的多力多滋包裝上，這些化合物僅用一個極簡單的名詞來表示，那就是——「調味劑」。

魏斯特在「食物越來越無味」和「香料越來越精進」的這兩道浪潮中屹立不搖，並讓兩股勢力合而為一。他展現出香料技術的無限潛力。墨西哥玉米片口味的多力多滋嚐起來遠勝於無味的菲力多滋玉米片，但不像真的墨西哥玉米片會腐壞，更絕不會焦掉，吃起來味道永遠都是一致的，而且既不用煮，價格又便宜。最初一又四分之三盎司包裝的墨西哥玉米片口味多力多滋只賣十五美分。

多力多滋不只預言了玉米片的未來、零食的未來，也預言了所有食物的未來——每種食物吃起來已經「不像自己」，而像「我們想要它吃起來」的樣子。當食物越來越無味時，我們就大把地使用幾百噸的香料來賦予它們味道。大部分的人把這些食物歸類為「垃圾食物」，但是這些狀況也正發生在餐廳提供的食物上，發生在人們從超市買回家裡當食材烹調的食物上，包括藍莓、雞胸肉、綠花椰菜、萵苣，還有茴香。如果每種食物越來越食而無味，我們就加入更多調味料來解決，因此，每種東西都越來越像多力多滋。

是人類改變了味道，還是味道改變了人類？

多力多滋的出現是一道分水嶺，表示味道不再由大自然控制，而是操控在負責行銷

5. Herman W. Lay，Lay's樂事洋芋片的創辦人。該洋芋片早期在台灣稱為「波卡」。

的那些人身上。

雖然食物科技突飛猛進，但在關於食物的討論中，香料的議題卻一直不受重視，這可是件怪事。在魏斯特的年代，沒有人認為圓酵母、香料和味精這些食物原料有啥會特別危害身體的地方。這樣的想法現在也沒太多改變，至少大家認為這些東西沒有熱量，即使飲食中添加了這些化合物，並不會讓你變胖，也不會引起癌症或是讓人衰弱的腦部疾病（至少不是直接造成疾病）。我們有必要仔細審視這些食用後會讓人感到愉快的食物嗎？

當然，我們也不要太快就下定論，把全部的責任都歸咎到當初發明多力多滋的那位行銷副總身上。魏斯特生長於共濟會的家庭，參加過第二次世界大戰，是每週都會上教堂的顧家好男人，還曾在志願參加救災工作時受過傷。不過對於當年魏斯特所了解的事情，營養界及收益高達六百億美元的減重業，都是直到最近才稍有粗淺的領悟，那就是：味道真的很重要。

我們吃東西不只是為了「獲得營養」這項基本需求，我們更想要追求的是「味道」。人類不但天生就長於品嚐味道，所品嚐到的味道也緊緊抓住了我們的心智，可以說味道控制了我們的行為和情緒。打個比方，如果音樂是藉由聲音表達情緒，那麼味道就是藉由食物來表達情緒。

所以，你可以這樣想：人類正利用味道玩弄自己的心智。自從魏斯特吃了墨西哥玉米片那時開始，這個自我欺騙的伎倆就發展得越來越好。墨西哥玉米片口味的多力多滋有十一種原料；最近的農場辣雞翅風味多力多滋，吃起來像是沾了辣醬的雞翅再搭配沙拉醬的玉米片，包裝袋上面註明所使用的原料多達三十四種。

想像一個人人都戴上「味道眼鏡」的世界，在那裡的人們每咬一口吃起來像是墨西哥玉米片、櫻桃、葡萄或是橘子等食物，他們的大腦就認為他們「真的」吃到了那些食物，但事實上他們吃到的是味道化合物。這就是你正身處的世界，雖然你可能不這麼認為。你或許相信自己擁有精細的辨味能力，能夠輕易區分出真正的墨西哥玉米片，和只是具有墨西哥玉米片風味的玉米片，又或是真正的葡萄以及偽葡萄風味飲料之間的不同。但是你的味覺系統其實正受到矇騙，證據就是你、我以及所有人都喜歡這種風味。

我們喜歡具墨西哥玉米脆片風味的多力多滋勝於沒有調味的，即使我們知道那不是真的墨西哥玉米片風味。我們喜歡可樂、七喜和薑汁汽水，遠勝於古早的無香味糖水。

我們喜歡化學香料，而且對於這些香料早已添加到許多天然食物中毫無知悉，包括生啤酒、奶油、醬油、優格和茶葉。這種欺瞞的手法如此高明，蒙蔽了我們的心智。每個人其實都戴著味道眼鏡。

這種狀況導致的後果，就是用合成物添加味道的無味或乏味食物，已經和具有天然香味的食物大相逕庭，完全背道而馳。如果番茄、草莓或是雞肉這些天然食物吃起來平淡無味，我們也會用我們所知的唯一方式讓這些食物更美味：我們會把牧場沙拉醬倒在平淡如水的番茄上，舀一匙鮮奶油放到草莓上，或是用刺激性香料醃漬雞肉後再放到鍋中油炸。我們所做的事情，和當年魏斯特為了讓更多人吃進無味玉米片所做的事情一樣。

除此之外，還有更糟的事。為了得到重要的營養成分，大自然賦予人類最精密的身體系統，以完成身體最重要的工作，但是我們為了操控人類最豐富與最直接的愉悅感覺，卻扭曲了和身體燃料（也就是食物）之間的關係。演化可能讓人類擁有無比複雜的味道感官，但是這些器官並不適用於充滿廉價熱量和惡劣味道謊言的食物。這個系統本來是要讓我們的身體處於營養飽足的狀態，但現在卻處處與我們作對。

你我都是味道受害者

當食物越來越無味，當香味科技越來越進步，多力多滋效應便應運而生了。本書的內容就是在說明這種效應出現的原因與發生的過程，同時也會提到隨之衍生出來的結果，包括肥胖、代謝失調，以及在文化上對於食物的愛恨糾結。

我們花大錢、費盡精力處理食物危機，其實應該把心思放在處理大規模的味道失調會比較適切。我們的問題不在於熱量，也不在於身體如何處理熱量，而是「我們自己想要吃那些錯誤的食物」。我們忽視味道越久，成為味道受害者的時間就會越長。

這本書也討論多力多滋效應的解決方式，這種能逆轉人工假味的狀況正發生在一些小型農場和尖端的科學實驗室中。我們可以想像一個食物更美味的世界，你將會看到那邊的食物超棒的，人們也不會再大肆狂啖，而且我們的確可以到達那個世界。我就曾造訪過。將來，當分析化學和合成化學的進展，超過人類在心理學與營養學上的知識時，我們或許會回顧這段肥胖流行史，覺得這是多麼不可思議的失常現象啊！

如果你喜歡現在的食物，覺得它們嚐起來的味道、讓你產生的感覺與對身體造成的效果都還不錯，那麼你不需要看這本書，在書背還沒有出現折痕時拿去退錢吧，把錢繼續花在沒什麼味道，又添加大量合成香料調味的食物上。我確定你吃的時候會覺得很享受，但我不確定你會享受這些食物造成的後果。如果你想要探索人類與食物間關係的本質，以及我們如何運用華麗的化學系統刺激慾望並引誘每個細胞，那麼請繼續看下去吧。

雞肉的無味時代

讓現代雞肉有好味道的「味道解決方案」，需要有三道調味過程。第一道的調味料是你能認得出來的，例如大蒜和奧勒岡；第二道用的是你難以辨識的東西，例如味精和水解酵母菌；第三道是你無法得知的祕密調味料，通常稱為「天然香料」或「人工香料」。

好吃到令人落淚的古早味雞肉

如果你懷疑現代的雞肉是否真如我所言是既無味又難吃，先來看下面這個故事吧。

在堪薩斯州麥克弗森的市區，有一家叫做克雷比爾的肉品店。前不久，有位七十多歲的老太太在那邊買了一隻好吃到讓她感動落淚的雞。

當時，她在展示櫃中看到一個從未見過的品牌──「好牧人養雞場」，這個用封膜包裝好的雞和一般的雞比起來，腿比較長，雞胸肉較少，雞皮的黃色也較深。在封膜背後的三個字，是她已多年未見的「蘆花雞」[1]。這是一種早期的雞隻品種，大約在一九五〇年代後就逐漸消失，這種雞需要用古早的方式飼養，包括在戶外放養，讓牠們吃草葉、種子、小蟲，以及其他能夠啄到的東西為食。這位老太太買了一隻回家。

話說，雞肉麵疙瘩是她先生最喜歡的餐點之一，但是在四十八年的婚姻生活中，每次她做這道菜，先生的反應總是一樣：「沒有我媽煮的好吃。」她也嘗試過各種不同的做法及材料，但結果仍然相同。

總之，老太太這次決定用從克雷比爾肉品店買到的蘆花雞，再做一次雞肉麵疙瘩。這次她的丈夫大吃一驚，他吃下後說出她等了將近五十年的話：「這和我媽做的一樣好吃！」

老太太聽到後驚喜不已，眼淚幾乎奪眶而出。她打電話給素昧平生的養雞場主人說：「我要謝謝你。」同時，她也與對方分享當自己還是小女孩時，在農場中所吃到的雞肉的童年記憶。

顯然，這位老太太之前的料理之所以沒有成功，問題就出在雞肉上。

「長得快又大」才是養雞的重點

現在，雞肉不只是我們首要的動物性蛋白質來源，也同時成為最無滋味、調味最嚴重的肉類。就如同多力多滋，需要經過人工加味才會有味道。

更精確地說，雞肉是在一九四八年三月開始變得無味。當時在馬里蘭州伊斯頓的一座孵化場，有五十隻改變了全世界的小雞啄破了蛋殼。

在一個月前，在加州馬里斯維爾的凡翠絲孵化場有隻健康的加州康瓦爾種公雞，上了一群健康的新漢布夏母雞，之後所產下的蛋，和來自其他二十五州共三萬一千六百三十顆的雞蛋，齊聚於伊斯頓，共同參與一件大事，這件事決定了未來幾十年雞湯、雞高湯以及燉雞的味道。

那是一場稱為「明日雞肉」的比賽，由國家禽類研究主任皮爾斯（Howard "Doc" Pierce）與當時最大雜貨連鎖業者之一的「大西洋與太平洋食品公司」（A&P Food

1. barred rock，原產地在北美，羽毛黑白相間。台灣也曾引進，後來幾乎絕種，近年復育成功。

Stores）所聯合策劃。一九四〇年代末期是雞肉事業最好的時代，同時也是最糟的時代。在第二次世界大戰期間，紅肉採取配給制，雞農因而受惠，當時雞肉的食用量倍增。但是戰爭結束後，皮爾斯擔心美國人又會重回紅肉的懷抱，這將使雞肉的消費量暴跌。他想要阻止這種情況發生。

當時，雞肉和現在大不相同。從現代的觀點來看，那時雞肉還滿貴的，而且只是雞蛋工業的副產物，大小也不一致。小的肉雞（broiler chicken）不到一公斤重，肉質軟，因此可以直接放在烤架上烤熟。比較大一點的是用來油炸的炸雞（fryer），肉質稍硬，但仍算小。然後是烤雞（roaster），可以整隻放到烤箱中烘烤。最後是「老母雞」（fowl），因為肉質很老，只能拿來熬湯或燉煮。如果要來個快速又輕鬆料理的晚餐，你會需要肉雞或是炸雞，而且可能還得用到兩隻才夠吃，所以要多花點錢。

皮爾斯認為，人們需要能夠穩定供應、肉質柔軟，而且雞胸肉肥厚的雞隻。因此大西洋與太平洋食品公司提供高達一萬美元的獎金，並把外形完美的雞模型送到全國各地的養雞場作為參考範本，只要誰能養出一群長得又快又最接近那隻模型的雞，就能得到這筆大錢。

於是，三萬多顆雞蛋聚集在馬里蘭州的一座孵化場中。這些蛋所孵出的雞，將會在相同的圍欄中飼養，在餵食牠們的飼料祕方中，最少含有二十％的蛋白質，三．五％的脂肪，以及七％的纖維質。在八十六天之後，這些雞將會抵達競賽（與生命）的終點：被屠宰，並接受評審。這些拔光毛的雞，在明亮且精確的照明下，會依照體型的一致性、雞皮的品質、雞胸肉的大小，還有孵化率、飼料換肉率和平均重量等各項標準加以評分。

其中，來自凡翠絲孵化場的雞很大隻，平均重量為一．七公斤，飼料換肉率是三．一七，也就是說餵三公斤的飼料可以長成一公斤的雞。

以上的情況就是農業上所稱的「改良」，而且已經進行數十年了。在一九二三年，要花十六個星期才能把雞養成重量只有一公斤的嬌小肉雞，飼料換肉率是四．七。到了一九三三年，同樣等級的肉雞可達到一．二二公斤，而且飼育的時間減少了兩週。到了一九四三年，肉雞在第十二週時已經重達一．三六公斤了。這些來自凡翠絲孵化場的雞，不只比其他的雞重了整整半公斤，而且用比較少的飼料就可以養到那麼大隻。

那麼，這些如奇蹟般的雞嚐起來又如何呢？沒人知道。因為這個比賽的重點，是在培育出「長得像那個雞模型」的雞。評審並沒有審查味道。

「雞博士」打造三十五天速成肉雞的新世界

明日雞肉大賽還有第二個傳奇故事。

保羅．席格爾（Paul Siegel）在一九四八年時才十五歲，他住在康乃迪克州一座三十二英畝的農場中，對於禽類養殖已展露非凡的天賦。他長大後將會成為家禽科學史中最重要且多產的研究者。

當時，當他知道明日雞肉大賽有青少年組時，他到自己的小雞農舍中，抓了一些新漢布夏種的公雞，和一些白色蘆花種母雞交配。等小雞孵出後，他總是讓飼料槽裝得滿滿的，並且確保這些雞不會跑到外面遛達，因為只要每出去一次，就會浪費一些可以用於生長的寶貴能量。經過了十二個星期的悉心照料後，好消息傳來了，他獲得康乃迪克州明日雞肉大賽青少年組的獎項。

六年後，席格爾獲得家禽遺傳學的碩士與博士學位，之後任職於維吉尼亞州立理工學院暨州立大學，至今一待就是五十年。在他非凡的職業生涯中，孵育了大約二十萬隻小雞，發表了五百多篇論文（其中絕大部分都與雞有關）。他不僅進入了美國家禽產業名人堂，也名列國際家禽產業名人堂。

席格爾運用其非凡天賦所探究的原理，早在明日雞肉大賽中就已展現無遺，而這項原理也顛覆了接下來幾十年雞肉麵疙瘩的味道，那就是：我們可以用育種的方式改變雞隻。雞的生長速度和肥胖程度並非固定不變，只要選擇正確的公雞和母雞交配，就能夠改變雞隻的基因，讓小雞和雙親在各方面都不相同，而且是大相逕庭，天差地別。

這些改變基因的現象持續進行著。一九五一年，明日雞肉大賽的冠軍雞隻，比一九四八年的冠軍提早兩個星期就能達到相同的大小。一九五五年，參賽雞隻的平均重量已與一九五一年的冠軍相同。到了一九七三年，冠軍雞隻的飼育只需要八個半星期。

在第二次世界大戰結束後，雞肉的消費量的確下降了，一如皮爾斯博士所擔憂的情況。但是當雞肉越來越便宜、越來越肥大，銷售量就止跌反彈了，在一九五〇年代初期已回復到戰時的食用量，到了中期更已經超過。到了一九六七年，美國人的雞肉食用量是一九四八年的兩倍。在二〇〇六年時，雞肉量多又便宜，食用量更提升至一九四八年的五倍。

但改變配種方式與改良雞隻是要付出代價的，例如當體重增加，產蛋率就會下降，因此養雞產業現在分成肉雞與蛋雞兩個截然不同的領域。

如果將現代的肉雞與蛋雞相比，前者是處於相當悲慘的階層，因為牠們要把所有的能量用來長肉。相較之下，蛋雞瘦到不像樣，而且只要一旦能夠區分出雞隻性別，雄蛋雞就會被挑出來，然後殺掉，可能是砍頭，可能是用瓦斯毒死，或活生生放到高速絞肉機中。

此外，席格爾對於美國及全世界的影響最深之處，是他栽培出來的學生們，這一小群禽類遺傳學家（基本上就是專業的雞隻育種者）遍及世界各地，也都懷抱著同樣的目標：改良雞隻，讓牠們在更短的時間內養胖，提升飼料換肉率，而且生長速度更快。

剛開始，雇用這些學生的業者是在全國各地的新穎小型孵育場。當雞肉的消費量往上攀升，養雞事業成為大生意時，這群畢業生就以禽類遺傳學專家的身分，加入了跨國的大型公司。現在有三家全球性的養雞巨擘：哈巴（Hubbard）、快肥（Cobb）和安偉傑（Aviagen）。絕大多數的人沒有聽過這幾間公司，但是都吃過他們家的雞肉。

這些「改善」出現了當初始料未及的結果。現在的肉雞比以前更大，飼養的時間只需要一九四八年時的一半，約三十五天，不過現在的肉雞重達七五〇公克，而且所需要的飼料居然只要不到原來的三分之一。雞本來可以如鵝般敏捷行走，但現在因為變胖而且腿變短了，所以只能蹣跚而行。而且現代的雞由於胸肉變得又寬又厚，已經無法站直。現在剛宰好的雞就像是肉類世界的AV女優：以專業的方式剝下外衣，展現動人的曲線。

換句話說，當年皮爾斯博士的夢想已經實現了，雞肉成為消費量首屈一指的肉品。這個以前喜歡吃牛肉的國家，現在每年要吃掉將近一百二十億公斤的雞肉，而且價格很低廉。在一九四八年，一隻兩公斤半的雞要三美元，這聽起來很便宜，但如果換算成二〇一四年的幣值，相當於一隻雞要三十美元。到了二〇一四年，在超市買一隻雞只需要七美元。現在雞肉的價格跟當年在明日雞肉大賽相比，還不到四分之一。

此外，現在的雞就大小來說，已經全是「肉雞」了。雖然食譜中還是會提到「肉雞」和「烤雞」，但牠們現在都已絕跡，我們吃到的是「巨大的小雞」。就如同一篇刊載於《家禽科學》所指出的，如果人類長得和肉雞一樣快，那麼「三公斤的新生兒在兩個月後的體重將會是三百公斤」。

蔬果的營養不見了！那我們吃進了什麼？

席格爾喜歡吃雞肉的程度，和他喜歡研究雞隻的熱忱一樣高，但他也承認對雞隻的所有改良，使得雞肉嚐起來的味道已經和以前大異其趣了。他吃過最棒的雞肉不是改良過的雞肉，而是以前的雞肉。他很懷念母親昔時煮的燉雞，就如同在此文一開始提到那位丈夫難忘母親做的雞肉麵疙瘩一般。

在席格爾長大後，他吃過最美味的雞肉，是「紅標雞肉」[2]，這是飼育八十四天的慢長雞（slowpoke）。這個品牌的名稱並非英文，因為他是在法國吃到的。

至於關於探討雞肉味道的問題，最早是出現在明日雞肉大賽十三年後出版的一本食譜中，上面寫道：「現在的禽類飼養，在破紀錄的時間內養出漂亮雞隻方面，有令人驚奇的發展，而且售價非常合理，但很少有人討論牠們的味道究竟如何。」「如果你只在意價格，最後就會常吃到類似塞在泰迪熊內的無味填充物，在烹調時更需要加入大量的香草、酒和香料，好讓雞肉有味道。」

那本烹飪書是《掌握法國菜的藝術》（Mastering the Art of French Cooking），後來成

為上個世紀食譜的里程碑，其中的作者之一茱莉亞・柴爾德（Julia Child）也很快成名，只不過沒人把書中對於雞肉已變得索然無味的警告當一回事。

到了一九九七年，雞肉的狀況更糟了。在《廚藝之樂》（Joy of Cooking）一書中提到：「在第二次世界大戰後，現代禽類養殖場興起，禽肉的品質與安全便被犧牲了，其中尤以雞肉為最。」一年後，《紐約時報》中〈無所不烹〉專欄的作家馬克・彼特曼（Mark Bittman）為雞肉的味道寫下墓誌銘：「就像在烹調義大利麵時一樣，你得加入其他香料才行。」

如果想徹底搞清楚雞肉事件的始末原委，那麼了解在《有機園藝》雜誌上延燒了數年的爭議，將會很有幫助，雖然這場爭議表面上和味道一點關係也沒有。

在一九九九年十二月號的雜誌中，資深編輯雪莉兒・隆恩（Cheryl Long）寫了一封公開信給農業部長，她表示，食物似乎越來越不健康了。她引用當時才剛在《英國

---

2. Rouge Label，由法國農業部頒布的認證標準，表示產品通過政府當局嚴格的食品安全檢查和監督。

食物期刊》發表的論文來支持自己的論點。該篇論文的研究比較了一九三〇年代與一九八〇年代栽培出來的水果和蔬菜，結果發現，在大黃（rhubarb）、香蕉、歐洲防風草（parsnip）等食物中，人體必需的微量營養素含量比以前減少了。其中，鈣質減少十九％，鐵質減少二十二％，鉀減少了二十二％。她寫道：「請問部長先生，這到底是怎麼回事？」

農業部研究處主任回了信，坦承蔬果中的營養成分含量看起來的確在下降，但是不用太擔心，因為有很多原因會造成這種現象，例如在一九三〇年的分析技術還沒有那麼精準，因此無須太在意。對於這樣的答案，《有機園藝》又用一篇標題為〈食物品質下降時，農業部只能用聳肩回應〉的社論予以反擊。

還有位德州大學生物化學研究所的科學家唐納・戴維斯（Donald Davis）也讀了英國的那篇研究報導，他注意到一個問題：研究中沒有把「水分」這個因素考慮進去。他指出，現代的蔬果水分含量比以前更高，因此問題可能只是現在的農產品品種比以前的祖傳品種更加肥大多汁。

戴維斯和兩位同事以一九九九年那篇論文中的方法，比較了一九五〇年的三十九種蔬菜、三種甜瓜以及草莓等所含有的營養成分，並因應含水量的不同而調整了研究方式。他們也使用更精確的統計學方法，廣泛調整各項誤差與偏斜，以確保不會有絲毫不利於現代農產品的偏差出現。

但這次的結果大部分仍與之前類似。讓人吃驚的數據有：一九五〇年代的甘藍菜中，核黃素的含量是現代甘藍菜的兩倍；花椰菜的維生素B_1含量是現在的兩倍，蘆筍中的抗壞血酸（維生素C）是三倍。不過狀況也並非都像這樣一面倒，例如一九九九年的蔥含有的核黃素，就比一九五〇年代的蔥要多（但是鈣比較少）。然而整體的趨勢很明顯：就現代農產品的營養成分看來，維生素C少了十五%，維生素A少了將近二十%。

戴維斯和同事把這些結果寫成論文，投稿給權威的《美國營養學院期刊》，這篇論文也送交國內數位受敬重、但不具名的科學家進行獨立審查。有個審查的評論引起了戴維斯的注意，評論中提到了「稀釋效應」（dilution effect）。他研究了營養學那麼多年，從來沒聽過這個有趣的名詞。在進一步了解後他得知，原來早在一九四〇年代就有科學家發現這種效應了。

他也注意到，早在超過半個世紀前就已存在一種現象，那就是如果對農作物加以施肥與灌溉，農產品中的主要礦物質和微量礦物質的濃度就會降低。但是密集耕作並不是造成此現象唯一的原因，遺傳也會造成稀釋效應，綠花椰菜、小麥和玉米等農產品營養減少的原因之一，是它們在被精心育種時產生了變化。這些農產品就像雞肉一樣，因為長得快又大而被選育出來，但營養成分也被稀釋了。看來農民在過去五十年來一直在進行的育種、施肥、噴藥，都降低了食物的營養成分。

這是一項警訊。回顧過去百年來的農業史，產量有如奇蹟般爆發性地成長，甚至享有「綠色革命」的美名。雖然這樣的成果讓十億多人免於饑荒，但農產品的品質也下降了。

那麼，植物是用什麼東西來取代這些減少的營養成分呢？像是綠花椰菜少了鈣和鎂，那又多了些什麼呢？戴維斯指出，每種植物的變化不盡相同，但大致上是我們吃到的水和碳水化合物增加了。

味道淡如水！中看不中吃的番茄

在戴維斯所測試的所有微量營養素中，沒有任何一種能夠讓食物更具風味。像是核黃素、維生素B_1和菸鹼酸等等都是無味的，只有抗壞血酸有酸的味道。

長久以來都沒有人把「味道」和「營養」聯繫在一起的主要原因之一，是因為如維生素等這些支持生命所必需的營養成分，嚐起來都沒有味道。但是戴維斯所測試的營養稀釋論點，不期然也證明了味道稀釋的結果，營養稀釋與味道稀釋兩者間明顯的關聯就在於「水分」。如果現代的青椒、高麗菜和草莓含的水分比較多，那麼吃起來當然就會像白開水一般平淡。

不過之所以會產生味道稀釋的狀況，還有比水更進一步的原因。在一九八九年，孟山都有位分子生物學家亨利．克雷（Harry Klee），曾試圖讓番茄這種味道稀釋特別嚴重的常見食物更美味，只是他失敗了。不過他發現，食物的水分增多只是造成現代農業問題的部分原因。

當克雷一開始嘗試解決無味番茄的問題時，他和其他大部分的番茄科學家一樣，都認為番茄是因為在尚綠的時候就摘下來，所以才會沒有味道。由於番茄從佛羅里達州、加州和墨西哥的農田採摘後，要經過長途旅程才能抵達密西根州、阿拉斯加和緬因州，因此農人在番茄還像青蛙那麼綠的時候就得摘下來了。有時候這些番茄會在運送的過程中熟成，但是最常見的情況是將這些番茄儲存在倉庫中，然後用乙烯氣體加以催熟。問題應該就出在這裡了。就像是每個阿媽都會說的，在卡車或倉庫中熟成的番茄，滋味沒有在番茄藤上自然熟成的好。當番茄從藤上採摘下來後，便與能量來源（也就是葉片）分開了，因此讓自己變美味的能力也喪失殆盡。

於是，克雷想到一個點子：何不培育一種能成熟得比較慢的番茄，讓它在番茄藤上的時間久一點，待快要成熟時再採收，之後在卡車運輸途中就可完全熟成。這種番茄的滋味可能比不上在藤上熟成的，但應該會比顏色還青綠時就採摘的番茄好吃。

這其實並不是什麼新點子。科學家原本就認為讓番茄慢慢熟成能夠解決無味的問題，但這個觀點的新穎之處在於能夠用遺傳工程技術實現這個想法。一九八九年，克雷的團隊把一個自土壤中發現的菌種基因，植入一般紅番茄的基因組裡，結果番茄熟成的速度真的就減緩了，一般番茄熟成需要一個星期，新的番茄則要三個星期。而且，這些基因改造番茄能夠維持鮮紅飽滿長達數個月，風味十足，甜酸夾雜又充滿香氣。據克雷估計，孟山都為了研發這個基因改造的慢熟番茄，大約花費了一千萬美元。這種番茄比一般超市賣的無味番茄味道要好些，不過他認為「離我們真正想要的還差很多」。

一九九五年，克雷離開孟山都，進入佛羅里達大學根茲維分校的園藝科學系，專心埋首研究番茄。經過將近二十年，研究了三百萬顆番茄後，他確定了之前的想法：現代的番茄，非常、非常、非常平淡乏味。

當番茄尚綠未熟時就採摘，只是影響風味的眾多因素之一。但就算是讓番茄慢慢成熟，也無法解決無味的問題，因為當調節成熟的基因作用減緩，番茄就無法完全成熟。「慢慢成熟」也只是「成熟不完全」的另一種說法而已。

顏色則是番茄的另一個問題。在上個世紀初期，番茄農發現一種可以讓番茄紅潤得很均勻的突變基因，能使番茄看起來鮮潤多汁，好像即可食用。在此之前，番茄會有綠色的斑塊和條紋，但是比較好吃，因為這些含有葉綠素的區塊能夠產生能量，提供番茄在產生味道的過程中使用。但後來大家都把注意力放在番茄的外觀上，因此到了一九五〇年代，所有番茄外觀的紅色就如同由工廠大量製造般一致。

當然，接下來的問題就是產量了。在一百年前，典型的番茄植株高約四公尺，同時只能結成四到五顆成熟的番茄，其他綠色的番茄還要等上數星期才能熟成。現在的番茄植株最多只有兩公尺高，上面可以同時有十顆成熟的番茄。但這樣所結的果實太多了，植物的「資源有限」，全部的葉片加起來都不足以提供讓這些果實生長所需的能量，因此只能減少提供給果實的養分，也就是加入水分，於是番茄嚐起來就和填充入內的水一樣索然無味了。

此外，就算解決了顏色的問題，讓葉片與果實的數量比例恢復平衡，並去除多餘的水分，也依然無法改善現代番茄的風味難題。原因是在遺傳因素上，現代番茄已經讓人忘了嚐起來如何才能美味可口。育種者篩選出能夠賺錢獲利的性狀，例如產量、抗病，以及讓外皮增厚以利運輸，但卻忽略了當初造就美味的基因。與之相關的基因很多，然而在無數代的育種之下，某些風味也逐漸流失了，現在要讓這些番茄嚐起來好吃的方法只有一種，那就是：食用時用一罐牧場沙拉醬來調味。

放養雞VS.飼料雞

雞隻跟番茄不同，牠們長的是羽毛而不是葉子，而且也不缺乏食物的來源。牠們只需站著等人來倒飼料然後大吃一頓，在現代還刻意被培育成貪吃的雞隻，牠們甚至懶到不想去外面吃草啄蟲。從遺傳因素加以改良，使雞長得快所付出的代價，就是牠們「變懶惰了」。

雞肉之所以難吃還有另一個與味道稀釋有關的問題，就和無味的番茄一樣：味如嚼蠟的雞肉和營養也有密切的關聯。

在雞隻被人飼養的歷史中，牠們幾乎什麼都吃：吃草、吃葉片、吃種子、吃小蟲、吃老鼠、吃青蛙、吃肉屑、吃死兔子，甚至連蛇都吃。人類對於雞隻所需的飲食可說是一無所知，古羅馬人甚至還以為雞是到糞堆去覓食的（我是說真的，因為糞堆裡有很多蟲子）。養雞的人只知道，如果餵雞吃磨碎玉米之類的東西，牠們會變胖；但如果只給雞吃玉米，牠們會生病。所以養雞的人會把雞放到戶外，讓牠們自己找食物，以維持健康。冬天時，雞還會吃牛奶、高麗菜、青蔥、麥麩，以及殘羹剩菜。如果沒有給雞吃綠色的食物，也不讓牠們到戶外覓食，雞就會生病、死亡，但沒有人知道原因何在。

大約在上個世紀初，一位荷蘭醫生克里斯蒂安．艾克曼（Christiaan Eijkman）發現，他養的雞如果只吃白米，就會出現腳氣病，不良於行，可能還會嘔吐，然後無法動彈，最後會死亡。但如果這些病雞吃了糙米，就會復原。他認為，在糙米中應該含有一些能維持健康的重要成分，是白米中所欠缺的。

幾年後，波蘭的生物化學家卡西米爾·芬克（Casimir Funk）發現了讓糙米看起來粗糙的東西，也就是米糠。如果用酒精和磷鎢酸加以處理後，就能從中取得近乎神奇的少量物質，並讓因為腳氣病而瀕臨死亡的鴿子在數小時內就恢復生機。芬克把這個革命性的物質稱為維生素（事實上那就是維生素B_1，現在稱為硫胺素，也就是在花椰菜和甘藍菜中少了一半的營養物質）。

此後，營養學的研究脫胎換骨。之前許多致命的疾病，例如軟骨病、壞血病、腳氣病和糙皮病等，在發現維生素之後，不但能夠治癒，還可以加以預防。

當禽類科學家找出維持雞隻生命所需的維生素、礦物質、胺基酸和其他微量營養成分的種類後，飼料製造業者開始把這些東西加入雞飼料中，從此以後，雞再也不需要到戶外活動，不需要吃高麗菜，也不需要吃殘羹剩菜，或是死掉的癩蝦蟆，就能夠獲取「完整的」飲食。至此，人們需要致力讓雞隻變胖的東西就是碳水化合物。終於在一九四〇年代晚期，一種創新且重要的飼料在家禽界中大鳴大放，那就是含有碳水化合物，也具有蛋白質等其他能量來源的高機能飼料（high-energy diet）。

然而，高機能飼料雖然富含熱量，但卻缺乏味道。這些飼料主要是由各種種子混合而成，包括了玉米、小麥、小米和黃豆等。當然有些種子（例如：肉豆蔻）富含風味，但是餵給雞吃的那些種子並沒有味道，它們全跟番茄一樣經過了「改良」的過程。

雞隻不像番茄一樣會自己製造風味，而動物吃的東西又對肉質有關鍵性的影響。雞隻飼料中的風味分子會進入雞的身體組織中，科學家把這種狀況稱為「生物分布」[3]，例如乳牛如果吃了洋蔥草，分泌的乳汁就會有洋蔥味。

就營養來說，雞並不缺乏；但是就味道而言，雞能獲得的資源的確有限。現代的雞肉就像是現代的番茄，同樣也缺乏味道的補充來源。

調味再加味，雞肉才有味

在一八九六年出版的《好廚藝》（Good Cooking）這本書中，關於雞肉的味道是這麼說的：「成長完全的禽類最美味。」它建議雞要養至四到五個月大（這個時間是現在的四

3. biodistribution，某種物品（如藥劑或分子）在生物體內組織的分布。

倍）。就古早的標準來說，這樣的雞肉味道溫和，只要用鹽和胡椒調味即可，不需要再添加其他的東西。

但到了一百多年後，雞肉已經沒有味道了。無味的番茄得泡在沙拉醬中，雞肉也是一樣，它們全部跟著多力多滋的模式走。我們已經不在鐵鑄平底鍋上煎雞肉了，而是用炸的的方式烹調。我們會先把雞肉浸在白脫牛奶[4]中，然後灑上麵粉，讓雞肉有著類似多力多滋的香酥外層。

名廚湯瑪斯．凱勒[5]在二〇〇九年研發的白脫牛奶炸雞[6]。光是雞肉醃料就需要十二片月桂葉、一顆蒜頭、黑胡椒、百里香、蜂蜜、迷迭香、歐芹和五顆檸檬。早期的麵糊製作只需用到麵粉，現在則要再加入辣椒粉、蒜粉、紅辣椒粉和洋蔥粉。

至於美國南方的大廚約翰．柯倫斯（John Currence），是把雞肉浸泡在混合了煙燻液[7]、塔巴斯科辣椒醬，與伍斯特醬[8]的可口可樂中長達四個小時，麵糊則需要用到紅辣椒粉、蒜粉和洋蔥粉。

這些足智多謀的大廚正在與超過五十年的味道稀釋過程對抗，要讓無味的東西變有味是項艱難的工作。但大部分的人無須擔心，因為市面上有許多已經先調味好的雞肉可以購買。

當「添加物的味道」變成「食物的滋味」

預先給雞肉調味，有個技術上的專有名詞叫「加工處理」，許多工廠每天都在進行這樣的工作。

我參觀過其中一間位於郊外工業區的工廠，看到在集中裝卸區裡，工人從十八輪的大卡車中卸下紙箱，其中裝有無數的冷凍雞胸肉。這些肉會被送到一個巨型的不鏽鋼絞肉機中，並加入水和調味料，這是味道處理的第一步。

從絞肉機出來的是有著刺鼻味道的灰色肉團。這些肉團會被裝進塑膠桶中，運送

---

4. Buttermilk，也稱酪奶，是種略帶酸性的低脂乳製品。
5. Thomas Keller，米其林三星美國名廚，以 The French Laundry 及 Per Se 兩間餐廳占據美國高級餐飲業的龍頭地位。
6. buttermilk fried chicken，他很自豪地認為這是史上最好吃的炸雞配方。
7. Liquid Smoke，有煙燻風味的烤肉醬。
8. Worcestershire sauce，起源於十七世紀歐洲的一種發酵鯷魚醬，用在肉類或魚類料理的調味。也譯成辣醬油或英國黑醋。

到另一個房間。穿著塑膠白靴的工人，用白色的塑膠鏟子把肉團放進發出巨大聲音、不斷震動的機器中，這個機器會先把難看的肉團揉捏成完美的雞塊，再一個個放到輸送帶上，被包覆在已經調味過的麵團裡，外層沾滿麵包粉（這當然也是調味過的），然後炸成金黃色，再加以冷凍、裝袋、裝箱，運送到全國各地的連鎖餐廳。

帶我參觀那座工廠的廠長坦承，他們的獲利是來自兩個地方。首先是麵包粉，在雞塊中，麵包粉的分量和雞肉一樣多。其次是水，在雞塊中加入的水越多，獲利就越高。就像農業界對雞肉及蔬菜水果所做的事情一樣：添加水和碳水化合物。

現在市售的雞肉幾乎有半數都經過這樣的「加工處理」，包括雞塊、雞肉香腸、雞肉餅、雞肉漢堡、雞柳、雞肉片，以及基輔雞[9]，都已經事先加了許多調味料。這些用大紙袋裝著的調味料，被一車車地載到工廠，放在香料倉庫中，旁邊還有醃料粉、麵包粉和奶油，要用的時候就打開一大袋全部倒下去。

因此，調味的工作也不再由餐廳處理，雞肉調味本身已經變成一項工業。香料紙袋上面標記的公司名稱，不是雞塊工廠，不是餐廳，也和孵蛋、養育、屠宰和調理無關。那家公司叫做「格里菲斯實驗室」，而它只是眾多公司中的一家。這一行提供的服務稱為「味道解決方案」。

雞、豬和牛的育種和飼養，還有讓番茄、玉米和萵苣長得肥大的過程是那麼複雜，相較之下，調味算是簡單的事了。讓現代雞肉變得美味的「味道解決方案」，需要經過三道調味過程。第一道的調味料是你能認得出來的食材，例如大蒜和奧勒岡；第二道用的是你難以辨識的東西，例如味精和水解酵母菌；第三道是你無法知道的祕密調味料，通常稱為「天然香料」或「人工香料」。

打造一個「味道解決方案」需要集結許多專門的科學知識，其中包括了高等的有機化學、分析化學和合成化學，同時還要加上工程技術、神經科學、心理描繪、心理物理學、人種學、人口統計學、分子生物學、財政學、經濟學、生理學，甚至包括了感覺。

為何那些平淡無味的食物嚐起來依然美味，而且人們也無法克制想吃這些營養和滋味都已經流失的食物？這都得歸功於「味道解決方案」。我們現在吃的食物全是假的，同時也是製作精美、也很有說服力的偽食物。

---

9. chicken Kiev，源自烏克蘭首都基輔的炸雞，雞肉先經過拍打再包進大蒜香料奶油一起油炸，是俄羅斯的經典名菜之一。

舌尖上的化學——人工製造天然味大解密

用來自石油與工業化學的產物，來製造「非天然」的香料化合物，不但是可能的，而且價格還更便宜。兩打罐裝可口可樂使用的香料，成本還不到五分美元；花十二．五美元就能買到一磅「天然」優格調味料，足以製造一千多份優格。

馬達加斯加的香草困境

漢克．凱斯特納（Hank Kaestner）第四次去馬達加斯加的時候，被困在希爾頓飯店的電梯裡。電梯就像是這個國家的經濟狀況，在他前三次造訪時都住此飯店時還運作正常，而現在卻陷入困境。而且這種情況對於喜歡奶昔、巧克力、冰淇淋和蛋糕奶油的愛好者來說，也是個嚴重的問題。

凱斯特納是「味好美」公司（McCormick & Company）的香料採購員，這個工作是負責追求更美味的食物。他可能會在上個星期飛到巴西採購幾噸丁香，下個星期則參加墨西哥叢林中的香料探險隊，同時還受到大批殺人蜂的追擊；他也曾經和東加王國的國王私下會面過。凱斯特納喜歡這個工作，因為他熱愛香料，也熱愛這些香料生長的奇妙地方。其中，馬達加斯加就是特別吸引他的國度，因為那裡生產香草，他稱之為「最神奇的香料」。

但是，馬達加斯加正處於麻煩中。一九七五年二月，該國總統被暗殺了，幾個月後國家的新領導者上台，是個叫做拉齊拉卡的軍人，他把銀行和企業都收歸國有，宣布成立馬克斯主義共和國。幾個月內，所有大使館都關閉了，觀光客也銳減。之前豪華的希爾頓飯店，現在大廳的燈泡壞了沒人換，而且還多了北韓人在門廳負責安檢。

香草的產量也受到嚴重影響。一九七六年，香草的產量降至去年的一半，到了一九七九年更只剩三分之一。凱斯特納回到位於美國馬里蘭州杭特谷的味好美總部後，收到了一個包裹，裡面有壓路機壓毀一大包曬乾香草豆的一些照片。該國政府正在摧毀這些備用的庫存，好讓香草之後的價格能上漲到兩倍以上。

對於味好美公司而言，這的確讓人懊惱。香草是公司獲利的主要來源之一，從幾百噸香草的獲利，得賣好幾萬噸黑胡椒才能賺到。此外，每個人都喜歡香草的香味，只要幾滴香草萃取物，就能讓奶油蛋糕和法國吐司的味道大幅提升，沒有任何東西足堪比擬。香草就是香料的皇族，比焦糖、杏仁、太妃糖都棒太多了。

關於香草萃取物，什麼都好，就是價格不好。這玩意兒在馬克斯主義國家以外的地方也很昂貴。首先，要培育香莢蘭，得以人工方式為花授粉，等到香草豆莢成熟，在適當的時間採摘，然後放到熱水中煮沸，再在熱鍋或箱子中發汗（sweating），接著每天早上還要拿到陽光下曝曬，直到變乾燥為止。

接下來，這些香草豆莢要放進密封的箱子中數個月等待熟成，直到香草豆莢變得和葡萄乾一般濕潤，如小雪茄那般黑，就可以先運到歐洲，再轉送到美國紐約，進入萃取工廠。香草豆莢會先被切成碎片，用酒精緩慢地流過碎片加以浸潤，這個過程就要花上一天，然後再放置數個月以便讓雜質沉澱。從蘭花開花到製成萃取物需耗時一年半。這種萃取物一盎司的價格，即使是便宜的，也相當於一杯上好的蘇格蘭單一麥芽威士忌。

而現在香草的前途堪憂，價格升高，供應量也減少了。老饕或高級糕餅店主廚或許能忍受高價的萃取物，但是味好美公司的客戶製作的是冰淇淋、優格、冷飲、巧克力和一般糕餅，他們訂購香草萃取物的單位是以「桶」計算，他們該怎麼辨？製作香草有比較簡單的方式嗎？

有的，這個答案就過程來說極為複雜，但是本質上既聰明又簡單，就是：愚弄世人。

係金ㄟ！松樹皮也能產生香草味

一百零七年前，德國柏林大學的化學家威爾漢・哈曼（Wilhelm Haarmann）也曾提出了相同的問題。當時他沉迷於一個非常奇特的興趣：研究松果。他相信松果能夠產生神奇的白色粉末，讓糕餅、飲料和巧克力更美味。

這種粉末並不是祕密，之前有位法國人就曾純化並過濾香草萃取物，最後得到一種白色的結晶物質，聞起來像是濃郁的香草，就是現在所說的香草醛（vanillin）。香草的祕密雖然已不再神祕，但也沒有人進一步利用香草醛做過什麼事情，因為它只能從香草萃取物中提煉出來。香草萃取物已經很貴了，香草醛更是比等重的黃金還要昂貴。

不過哈曼還知道其他不為人知的祕密。多年前，在哈曼的家鄉霍爾茲明登有位藥劑師，持續從松樹內層樹皮中刮下的一種物質來進行實驗。他壓榨樹皮、煮沸過濾的汁液，然後把黏稠的物質加以純化，並得到一種結晶，據他描述是：「白色，具有絲綢般的光澤，而且非常細緻。」當藥劑師把酸噴到這些結晶上時，奇特的反應發生了：空氣中出現了香草的香味。

那麼，有可能用為數眾多又常見的松樹，製造出珍貴的熱帶異國物質嗎？哈曼想辦法取得了老藥劑師塵封已久的松樹結晶，然後在實驗室中實現化學奇蹟：他把這些結晶變成了香草醛。

一八七五年，哈曼從黑森林收集到二十多公斤的松果，設立了「哈曼香草醛工廠」。之前只能從熱帶蘭花取得的特有物質，現在在德國的工廠中就能製造出來。把松果從一端放進去，香草醛就能從另一端出來。他後來還找出以更便宜的丁香油為原料來製造香草醛的方法，接下來更製造出一種在紫羅蘭中發現的合成香料，這種香料至今仍用來產生水果的香味。他的香料事業大為成功，使得家鄉霍爾茲明登成為「香水之城」。

嘴鼻聯手，讓「吃」成為享受

製造香料的城市卻以香水而出名，這聽起來可能會很奇怪，這是因為我們多半認知的味道（flavor），其實是香氣（aroma），包括了氣味、馨香和香味等。我們所喜歡食物中的各種特質，其實主要都是香氣所造成。這可以用一種稱為「鼻後通路」（retronasal olfaction）的現象來解釋。

這是指香氣並非由鼻孔進入鼻子中，而是從喉嚨後方的一個洞（咽頭）進入鼻子。基本上這種嗅覺和從鼻孔進入而發生的嗅覺不同，在大腦有許多不同的部位參與其中。在所有的感覺中，這是最強烈但也是我們所了解最少的一種。我們知道我們能夠看見、聽見、嚐出和聞出在面前的物品，但極少人了解鼻子究竟為何能品味食物（品酒師可能是最知曉味道的人，他們會從鼻子中呼氣出來，好充分體會葡萄酒的香味）。

這種天賦的運作方式如下：當我們吃食物的時候，食物在唾液、壓力和熱度的作用下，會釋放出揮發性香氣分子。這些飄盪的食物氣味，就像是你在卡通裡看到滾熱的鍋子或是烤牛排上冒出來的那種白色氣體。在吃東西時，這些香氣的氣體會飄進或是被吸入鼻內潮濕、內壁沾著鼻涕的鼻腔中。鼻腔位於口腔之上，頂部布滿小突起，能夠捕捉氣味。

由於這些突起實在太小了，因此不是所有的分子都能填入這個小突起中，只有一部分可以做到。當嗅覺受器受到刺激時，會把訊息經由身體中最直接的神經線路傳到位於鼻腔上方的嗅球，這個卵圓形部位的工作便是參與嗅覺。

一個分子具有許多不同的結構，因此可以刺激許多不同的受器。此外，單一一個受器由不同分子所引發的刺激程度也不同。人類大約有四百多種不同的嗅覺受器，但至目前為止，嗅覺產生訊息的組合方式多到無法計算（每種組合方式就代表一種香氣），因為人類能夠分辨的香氣多達十億多種。

幸好腦部對於如何把香氣分門別類也有絕佳的天賦。例如，當一個人在早上九點走進餐廳，受到滋滋作響鐵板上飄散出來的味道所吸引，一個非常類似的嗅覺受器分子組合會被活化，激發出不論就分析還是情緒的經驗來說，都會讓人聯想到那就是「培根」。

對於「感覺食物的香味」這件事，人類的舌頭就和大腳趾一樣無用武之地。如果你把鼻子塞起來，然後倒一盎司的香草醛在舌頭上，你只會嚐到非常輕微的苦味。直到你用嘴吸氣，再經由鼻子呼氣，讓香草醛分子進入鼻腔，這樣絲綢般的熱帶香味才會刺激到腦部。

當然，舌頭並不是一無是處，舌頭感覺到的是基本味覺，包括：甜味、鹹味、酸味、苦味和鮮味[1]。味覺受器不只分布在舌頭，在口腔上方和喉嚨前端也有。糖這類甜的東西，會刺激甜味的味覺受器，然後產生刻在腦中且舉世皆同的甜味感覺。同樣地，酸會刺激酸味受器，苦味、鹹味和鮮味也都是這樣產生的。

香料工業界沒有忘記舌頭的功用。一九〇八年，日本的化學家池田菊苗想知道究竟是什麼東西，讓乳酪、肉類和日本魚高湯有著令人難以抵抗的鮮甜滋味，他以當時最先進的化學技術處理海帶，發現了魚湯中的祕密：一種稱為「麩氨酸」的物質。

一年後，池田開始販售可以食用的麩氨酸形式，也就是麩氨酸鈉（簡稱MSG，是味精中主要的化學成分），商標名稱是「味之素」。現在，味之素公司是全世界主要的MSG生產商（不消說，當然也生產其他許多甜味劑），公司市價是哈曼公司的五倍（哈曼的公司現在叫做「德之馨」〔Symrise〕）。

為了了解味道是如何產生的，區分出「味覺」和「香味」這兩個不同的概念或許很有幫助，但我們卻發現這兩者的合作難分難解。如果沒有嘴巴，食物會只剩下轉瞬即逝

1. Umami，日本的科學家辨別出的第五種味道。與其餘四種味道一樣，也是透過舌頭上的味覺受器來分辨的。這種特殊的風味來自麩氨酸及核苷酸。

的氣味；如果沒有鼻子，食物則單純無聊到爆。例如，當你吃培根時，嘴巴中的受器會感覺到鹹味、甜味和鮮味，而鼻子則會感覺到甜味、烤肉味、煙燻味和豬肉揮發物的味道。在你心裡，這些味道全都混合成一種鮮明而無法區分的感覺——培根，而且讓你深感愉快。

順便一提，調味料的突破性進展並非全都靠鼻子，還有化工業也幫了不少忙。在一九六〇年代末期之前，鮮味的調味料包括了水解蛋白、水解酵母菌以及圓酵母（魏斯特的墨西哥捲餅玉米片中就有添加），還有肌苷酸二鈉以及鳥苷酸二鈉，這些都能增添鮮味的感覺。

解剖香草味，製作偽香草

在一九七〇年代中期，哈曼的神奇粉末席捲全世界。香草醛便宜，容易儲存，也並非來自於政治不穩定的前法國殖民地。它什麼都好，就是品質不好。

香草含有數百種香味分子，但沒有任何一種像香草醛那麼棒，或是與其有相似之處，有些甚至聞起來還不像是香草。這些分子的味道包括「木頭味」、「萊姆酒味」、

「煙燻味」和「甜瓜味」，不過這些味道全部加起來，對於產生真正的香草氣味卻是非常重要的，它們賦予香料科學家所說的「深度」、「結構」、「形狀」和「多寡」。

到了一九七〇年代晚期，當馬達加斯加正在自毀香草豆莢事業時，香草醛看起來似乎是個相當不錯的替代性選擇。不過對於味好美公司而言，狀況卻很糟。因為它們主要經營的是香草和香料事業，而不是調味料。雖然它們多少也用到了化學調味料，但是對於那些跨國的調味料巨擘來說，如奇華頓風味香精公司（Givaudan）、哈曼及賴默公司（Haarmann & Reimer）和國際香料公司（International Flavor & Fragrances），味好美只不過是個微不足道的小公司。那些大公司製造大量香草醛，讓香草醛成為日常用品。

真正能賺錢的是香草萃取物，而且取得的過程很複雜，而這也是味好美公司準備要達成的目的。一九七八年，味好美把目光放到了「複雜」的偽香草。

團隊中的主要人物瑪琳娜・吉列（Marianne Gillette），是加州大學戴維斯分校的營養學碩士。她組織一個有專業的聞香師和品嚐師的「描述味道資深團隊」，負責辨識食物中的味道。他們對純粹的香草萃取物又聞又嚐，然後寫下感覺到的味道，例如「香草醇味」、「木頭味」、「洋李乾味」、「萊姆酒味」等，之後交給調香師（也就是專門負責組合味道化合物的人），由他們找出具有這些味道的合成物加以混合。一天之後，味道團隊會再度開會，比較最新的偽香草和純的香草萃取物有何不同，比如：「香草醛的味道太重」，或是「我沒有聞到木頭味」。

兩年後，調香師製作的人造香草開始聞起來很接近真的香草了，但還是缺少些什麼。在偽香草中好像產生了破洞般的少了一種香味。專業的聞香師說，這個缺少的味道是「樹脂味」。但調香師沒轍了，因為在他的香味化合物倉庫中沒有「樹脂味」這種東西，那到底是什麼見鬼的玩意兒！據描述味道團隊說，那味道就像「皮革」。

氣相層析儀讓假味成真

現在，該是氣相層析儀（gas chromatography，簡稱GC）上場的時候了。

在氣相層析儀出現之前，沒有什麼好方法可以區分出香草（當然，包括其他食物也是如此）之中的眾多氣味。但有了這種儀器之後，你只要滴一滴萃取物到機器中，幾個小時後，個別的分子就能依序從另一端檢測而出。氣相層析儀甚至能夠列印出圖表，圖譜上不同高度的波峰表示各種化學物質的含量，大波峰代表此種化合物含量很高，小波峰就表示這種化合物不多。

在樹脂謎團出現之前，味好美早已分析過香草的味道，並且把結果繪製成化合物圖譜，但是這份圖譜並不完整，因為在香草的氣相層析圖中，有一個小小的波峰始終未曾被注意到。

這一次，調香師不再徹底研究圖譜中的各個小波峰，而是直接坐在儀器旁，當每一種化合物從機器的另一頭跑出來時，他就聞看看那是木頭味、蜂蠟味、萊姆酒味，還是煙燻味，同時還得小心鼻子不要被熱氣燙傷，並滿心期待最後會出現樹脂味的化合物。最後，一縷皮革味的氣體飄了出來，是樹脂！他們也檢查列印出來的圖譜，發現那個波峰看起來小得和超迷你低谷一樣。

隱藏了數十年的祕密終於揭開謎底。味好美的化學家派屈克．霍夫曼（Patrick Hoffman）更進一步地調高了氣相層析儀的靈敏度，並反覆進行香草的成分分析。他找了不同性別的調香師，來嗅聞儀器分析出來的成分，遇到有疑問的地方就馬上記錄下來。此外，當樹脂味的成分匯集到瓶子中，就用質譜儀分析這種化合物的組成成分，質譜儀是利用未知物質的分子量來推論未知物質是什麼（這有點像是只靠掂掂神祕行李的重量，就要猜出裡面到底裝了什麼東西）。

這個樹脂味道的影響非常重大，即使在三十多年後，它的化學成分依然是受到嚴密保護的商業機密。霍夫曼說，只要九十六克（也就是三盎司再多一點點）這種樹脂味的化合物，就可以讓尼加拉瓜大瀑布具有明顯的皮革味，而且可以持續長達一個小時之久。換算成百分比，它所需要的含量只有兆分之一。

一九八二年，味好美開始銷售具有甘甜香氣的液體，稱為「人工合成香精」。真正的香草萃取物含有數百種分子，而人工合成香精大約只有三十種，且沒有任何一種是從天然的香草豆中取得的。

人們用化學的方式擺脫了真香草和馬達加斯加，把製造工作外包給巴爾的摩郊區的工廠，但只有化學家才知道這件事。對於在舔著霜淇淋的人來說，那味道嚐起來就和真的香草一樣。根據吉列和描述味道團隊的說法，人工合成香精嚐起來和馬達加斯加純的香草萃取物「一模一樣」，產業界也同意這一點。許多客戶一旦用了人工合成香精就不再回頭，就算後來真的香草價格下降了也不想改變心意。

現在，偽香草不但便宜，而且可以論桶購買，嚐起來也不再像是假的了。

人工香料是真味道的超級模王

工業界就這樣建構了可以稱為「調味料大遷徙」的事業。人類陸續找出能賦予食物味道的各種化學物質，這些食物包括了蘋果、櫻桃、胡蘿蔔，還有牛肉，這些原本來自植物和動物的天然食物，就變成了工廠的商品。

早在一九六五年，這類化合物還不到七百種，而現在已經超過兩千兩百種。最新加入的有芥末／辣根／山葵味（以2-甲氧基-3-甲基吡嗪製成）、生馬鈴薯味（2-乙氧基-3-甲基吡嗪），和甜醋味（香紫蘇醇）。這些化合物可以調配出幾乎無限種數量的組合方式，讓各種仿冒品更複雜、更富層次感，也更像真品。

如果沒有氣相層析儀，這一切都不可能成真。第一台商業販售的氣相層析儀在一九五五年上市不久，便發現了奶油中的δ－癸酸內酯，然後這種化合物就被加到人造奶油中；一種具有「綠葉調性」的葉醇，則用來製造更美味的草莓風味。到了一九六四年，又找到另一種味道更真實並具有香甜氣息的吡喃酮；另外也在葡萄柚中找到了諾卡酮，到了一九七〇年，可口可樂公司便把它加進Fresca汽水中。

一九八六年，榛果香味的祕密也被發現了。產於義大利北部的白松露，是最稀有、最昂貴的食材，五年後，它失去了歷史性的在地味，其「香草醛」現在被稱為2, 4, 6-三硫雜庚烷」的化合物。此外，數千年來，橘子的風味原本只能由那個含有纖維、果汁、維生素、礦物質和抗氧化物，在當季生產而且會腐壞的圓球狀水果中得到，但現在你可以打電話訂購「人造橘子」，然後把它們加到冷飲、冰棒、優格或是口香糖中。

人工香料的時代來臨了。不必用到任何薄荷葉，就可以欺瞞人們，讓他們覺得食物有薄荷味；用幾滴化學液體，就能製造鮮活的百香果風味。任何「東西」也都可以有模仿其味道的化合物，包括：覆盆子、雞肉、鳳梨、番茄、藍莓，甚至是墨西哥玉米餅。

真的有第六種味覺？

在一九九〇年代初期，味之素公司的科學家把注意力轉移到大蒜上，他們想知道，為什麼全世界的人都喜歡大蒜的香味。他們研究後認為，是因為香氣的緣故。洋蔥家族（蔥屬植物，也包括大蒜）因為刺鼻的硫化物氣味而具有獨特性。這些科學家把大蒜分解成各種組成的化合物後發現，那種神奇的成分是一種稱為穀胱甘肽的蛋白質。之前，味之素的科學家已經在味噌和醬油這類大豆發酵產品中發現穀胱甘肽，並且懷疑是它讓食物的滋味深厚圓融、具有讓人滿足的效果。

把穀胱甘肽放到牛肉高湯中，再由十五位受過訓練的味道專家（調味料產業有為數眾多的味道專家）嚐過之後，他們認為湯的味道「變得強烈」，並且增添了高湯的「持續性」（continuity）、「充實感」（mouthfulness）和「厚實感」（thickness）。不過奇怪的是，穀胱甘肽本身並沒有味道，它的功用是把甜味、鹹味和鮮味結合在一起。味之素公司珍而重之地為這個新發現的感覺效果命名為kokumi，日文是「味道豐富」的意思。

味之素公司甚至在後來的研究中還發現了在舌頭上也有kokumi受器，現在更已經有把kokumi當成第六種基本味覺的說法。但並不是每個人都同意這樣的看法，畢竟，你怎麼能說一個嚐不出的味道是「味道」呢？

人們在還不知道kokumi這個名字之前，就已經一直在食用它了，像是醬油、大蒜和肉類都含有kokumi。不過現在人們吃得更多了，因為味之素公司一卡車又一卡車地大量製造著。

世界最大的調味料廠商奇華頓風味香精公司，之後也加入生產kokumi的行列，在行銷時則使用「充滿口感」、「濃郁」、「圓潤」等字眼來形容這些商品。

如果你最近在餐廳中吃了雞翅、洋芋片、高湯、肉汁，或是其他鹹的點心，那麼就有可能讓你沒聽過、但是市值高達數十億美元的這家跨國公司，刺激你身上那個還具有爭議性的kokumi受器。

掌握全美味道的霸主

現在，我人就位在味好美科技創新中心的味道實驗室裡。當初解開樹脂味之謎的大功臣，現在已是味好美的應用研究副總裁吉列，正站在我旁邊。她曾親自品嚐並評估過高達六千三百多種不同類型的市售食品。香草萃取物只是其中之一，她大約嚐過兩千次。之前，我也曾到該公司位在馬里蘭州杭特谷的味道實驗室，香草的樹脂味就是在那裡發現的，凱斯特納當初也是在同一個地方收到壓扁香草豆的照片。

就在剛剛，我品嚐到用我生平吃過最美味的肉桂所調味出來的蘋果醬，那是西貢肉桂（原產地是越南）。接著，我又嚐了一碗用印尼肉桂調味的蘋果醬，吃起來的感覺像是有人在裡面放進了一匙泥巴。

然後，吉列給我一張對於肉桂味的感覺評分表。我完全沉浸在西貢肉桂的美味餘韻中，腦中浮現答案的衝動遠比我勾選表格選項的速度還要快：我覺得「愉快」、「滿意」和「平靜」。我沒有「罪惡」、「擔憂」和「厭惡」的感受。

她也給我看了其他人對於肉桂味的測試結果。顯然全世界的人都認為肉桂會讓人覺得快樂、高興、溫柔、親切與貼心，沒有人覺得它狂野、大膽或無聊。她說：「大家的感覺都很類似。」

曾經有一家全國性連鎖餐廳找上味好美，因為他們家的墨西哥烤肉並不如預期那般大賣。於是吉列和同事造訪其中一家餐廳，觀察墨西哥烤肉上桌的全部過程：當侍者把滋滋作響的墨西哥烤肉盤端到餐桌上時，整個餐廳瀰漫著肅穆的寂靜氣氛。吉列他們回到公司後，開始腦力激盪，想讓上桌的過程更戲劇化。後來他們調配了「滋滋醬汁」，讓盤子的滋滋聲音更大，香味更濃郁，結果點餐率大增。

味好美甚至還曾為一家餐廳製造出有杉木味的調味料，這樣他們就不用大費周章地用真正的杉木板來盛放鮭魚了。他們還利用製作人工合成香精的技術，製造出「終極檸檬」，這是模擬從檸檬皮、梅爾檸檬、麝香草（或稱百里香）和檸檬酒（一種清新好喝的義大利烈酒）中發現的香料萃取物所調配而成的。終極檸檬可以放入冷飲、點心，甚至是沙拉醬中，但你根本察覺不出來有放這項東西。

不論食品成分標籤中是否有標示，（通常都不會標示啦！）在超級市場每條走道旁的食物，幾乎都用了味好美公司的產品。該公司為全美國排名前十大的食品公司與食品服務公司（後者是指賣食品給小型餐廳、學校餐廳和醫院等的大型連鎖餐廳或公司），提供「客製化的調味解決方案」。在你家的食品儲藏櫃、冷凍櫃，以及幾乎所有的餐廳中，都有味好美的蹤影。

預測味道的需求風向

吉列和她操著些微加拿大法語口音的同事蘇珊·羅伊（Suzanne Roy），陪我走進口味已經變得越來越豐富的蘇打餅乾世界。

在幾年前，蘇打餅乾還像是一九六二年那時的玉米片一樣，味道單一，通常人們會另外把肉醬、乳酪片或是醃辣椒之類的東西放在蘇打餅乾上一起食用。

羅伊說，目前香草口味的蘇打餅乾市占率最大。跟原味相較，香草蘇打餅乾味道更濃郁，而且可以直接食用，不需要再麻煩地塗醬料、切乳酪，或是夾醃辣椒。

現在，調味蘇打餅乾更以香草再搭配其他的配料，像是香草與大蒜，或是香草與橄欖油，並且還會繼續發展下去，未知的新天地正在展開。羅伊預言道：「未來還會有煙燻紅辣椒口味、義大利培根口味，以及焦糖洋蔥口味。如果蘇打餅乾變得更有味道，你就不會想再加其他配料，單獨吃就可以了。」

如果你知道味好美是如何思考並研發新的蘇打餅乾味道，就能了解這種工作對於其他公司來說為何困難重重了。因為，你得先研究目前有哪些熱門的飲料，還得研究兒童玩具、科技、流行時尚中的新玩意兒，或是室內設計雜誌中的配色法，甚至還要研究汽車（二〇一〇年，味好美注意到汽車業很喜歡用南瓜色，便趁此行銷他們的南瓜派混合調味料，結果大賣）。同時，你也得研究亞洲、澳洲、巴西，還有任何地區食物的新風潮。

除此之外，還要觀察人群。如果一家全國連鎖、適合闔家光臨的餐廳，要求味好美研發一種新的豬肉三明治，味好美會先去這家餐廳，看看空間的氣味聞起來如何？有那些消費者來用餐？他們開車來嗎？又是開哪些廠牌的車子？他們用餐時的穿著打扮如何？他們和誰一起來？是約會嗎？會在哪些時段光顧？點了哪些菜？他們用餐時有什麼感覺？而且，味好美也會去其他同樣販售豬肉三明治的餐廳，仔細觀察來客，研究能讓這些客人覺得新奇、滿足、刺激與安全的味道經驗。他們還會觀察其他地方的人群，包括便利商店、自助餐廳、旅館、機場和學校。

總之，味好美觀察的是「需求狀況」，也就是人們在情緒上對於食物的要求。這種需求狀況是對於人類各種需求的更細微市調，而且要打破種族、性別和年齡的界限。消費者因為對於味道的需求狀態而被整合並聚集在一起，這些需求對象也會不斷改變，無怪乎食品業在食品研發上要花費數十億美元了。

味好美公司每年一月會發布他們所謂的〈味道預測白皮書〉，在食品工業界中，這份報告就如同《Vogue》雜誌每年的九月號刊物，是該行業的流行指標聖經。二〇〇三年，預測白皮書曾宣稱墨西哥煙燻辣椒很快就會大受歡迎，結果的確熱銷。還有許多預測後來也都證明見解神準，包括了海鹽、石榴、煙燻辣椒和椰子水的風行。當二〇〇〇年〈味道預測白皮書〉首度發布時，還沒有人「預測味道」，但現在大家都這樣做。食品業對於味道的思考方式是：味道在哪裡不重要，重要的是「味道未來的走向」。

餐廳不是烹煮食物，而是把食物加熱

吉列帶我到味好美的烹調會議室吃午餐。行政主廚維特準備的午餐，使用了在未來一、兩年可能會成為味道解決方案和滿足心情需求狀態的新味道。我們吃了用芥末、紅糖和以波本酒調味的烤豬里肌，韓式烤雞翅，以及用摩洛哥混合香料杜卡（dukkah）烤的綠花椰菜筍，杜卡中含有榛果、小茴香、芝麻、芫荽、鹽和胡椒。

用餐時，吉列和同事回想起過往的味道風潮。

在一九八〇年代必吃的東西有香蒜醬（pesto）、莎莎醬、紐奧良綜合香料粉（Cajun）、百香果，以及日曬番茄乾。一九八〇年代末，辣醬崛起，橫掃整個一九九〇年代，當時，「膽量跟分量都夠大」成為業界的標語。接下來的十年，阿多博料理[2]、味噌、德州－墨西哥風味與山羊乳酪成為主流。

以前有許多食物占據食品界的主場，像是墨西哥煙燻辣椒、泰式食物、石榴、巴西

2. adobo，菲律賓燉肉。

莓[3]。每隔幾年，美國便會像是從「食物昏迷」中甦醒般，再度開始追求新的刺激。就如同蘇打餅乾那般，食物的潮流變得更多元。

二〇〇七年，味好美公司開始把各種不同的味道拿來彼此配對，像是山葵與楓糖、小茴香與杏仁、丁香與青蘋果。二〇一二年，出現了三種或四種味道的結合方式。在二〇〇〇年的〈味道預測白皮書〉中，迷迭香單獨出現，這有點奇怪。到了二〇一三年，迷迭香再度上榜，不過和它一道現身的還有煙燻番茄、辣椒和甜洋蔥。味道潮流改變的速度正在加快，就如同熱帶的氣候般，滾滾而來、強大猛烈，然後很快就成為歷史。

這種現象可能也是越來越少人在家下廚的原因之一，畢竟誰能跟得上潮流的迅速改變呢？

但餐廳就跟得上。如果味好美決定某家適合闔家光臨的全國連鎖餐廳，真的需要有肉桂口味的墨西哥煙燻辣椒作為手撕豬肉三明治的材料，那麼味好美就會反覆試做上百次，以確保有最適當的香料濃度及煙燻程度，而且沒有肉桂的燒焦味。然後，還會想出如何大量製造這種三明治的方法。

事實上，餐廳並不會真的親自製作這種三明治。餐廳中大部分的廚師，就類似在宜家家居組裝書架的木匠那樣。這些餐廳烹調的方式，只是「假裝在煮菜」。那個稱為廚房、鋪著磁磚的大空間，其實比較像是準備區。工作人員準備菜餚的方式，是依照操作守則的標準作業程序，把東西組合起來，而非依照食譜的料理方法，其中許多工作只是「把食物重新加熱」。

烹調的工作實際上是發生在我之前拜訪過的雞塊工廠這樣的「食品處理廠」。豬肉在處理廠中經過醃漬、調味、烹煮、冷凍之後送往物流中心（也就是裡面裝滿各種冷凍熟食的倉庫），稍後再送到餐廳中重新加熱。也有可能會淋上從另一個處理廠運來的醬汁，再放入別家處理廠做出來的漢堡包中，這些漢堡包在加工廠已烤到半熟，經由冷凍運輸後送到餐廳，最後在餐廳中的烤箱烤好，就可以在菜單上標示成「現烤」。

不但速食店這樣做，連鎖餐廳這樣做，連獨立的餐廳、大小酒吧、簡餐餐廳、自助餐廳、學校、醫院、養老院和咖啡廳也都是這樣如法炮製。顧客看菜單點餐，廚房也看菜單叫貨，真正的廚房其實是工廠，真正的廚師是格里非斯實驗室、凱瑞集團（Kerry）

3. acai，生長在巴西亞馬遜雨林，當地稱為生命之樹。

和味好美這些公司。

食物添加的是天然香料？別傻了！

在味好美科技創新中心的四樓，是以化合物破解「需求狀態」的地方，調香師就是在這裡工作的。其中有位留著棕色頭髮、穿著白色實驗室長袍、戴著護目鏡的女性調香師，向我解釋了她的工作方式。

她正在製作仿肉桂。一開始用到的是基本味道，那是如琴酒般的澄清液體，叫做肉桂醛，聞起來就像是做了太多整型手術的肉桂：它能吸引青春期的男孩子，但是味道誇張且缺乏深度。

她用長長的吸量管吸出多種「絕對機密」的澄清液體（也就是「特色香氣」），開始一滴一滴地增加肉桂醛的複雜性。剛開始有某種聞起來像菸草的香氣，然後是木頭的味道，接著是橘子味，最後是介於薄荷和尤加利精油之間的味道。調配得出的結果雖然不如真的肉桂那般圓融細緻，但是這種東西便宜多了，而且我聞的時候依然覺得心情愉悅、溫柔、親切而貼心。如果沒有真的肉桂加以比較，我可能認不出這是仿冒品。

這些仿肉桂會被廠商大量生產後上市，成為燕麥棒或是用來替速食蘋果燕麥粥調味，在包裝袋背面印製的成分中被稱為「天然香料」。怎麼可以這樣！你可能會這樣認為：有著碩士學位的科學家在實驗室通風櫃中，用一堆純粹的化合物所調配出來的混合物，哪裡稱得上是「天然」了！

但這是有原因的。就像是可以用來自松果的萃取物製造香草醛一樣，其他的香味化合物，例如那些在蘋果、草莓、胡蘿蔔等中發現的化合物，通常也可以在其他天然而且往往很便宜的材料中發現，例如樹葉、樹根和酵母菌。

很久很久以前，在非常遙遠的工廠中，進行過許多的化學實驗，這些化合物都衍生自「天然」的化學過程，像是使用化學溶劑、酵素，或是加熱；而純化的過程更是「天然」，例如蒸餾。許多時候，放在燒杯中的不論是人工或是天然的香料，它們的分子都完全相同。事實上，「天然」這個詞和最終產物沒有任何關係，它只是指「產生最終產物的過程」而已。

用來自石油與工業化學的產物，來製造「非天然」的香料化合物，不但是可能的，而且還更便宜。但如果你用這種方法，那麼在食品成分上就應該標明「人工調味料」。

味道化學家通常認為「天然香料」的觀念非常荒謬，但是對消費者來說，強調「天然」這個詞會讓他們聯想到生氣勃勃的森林或是茂密的果園，因此，對於負責行銷的人而言，「天然」這件事非常重要。

你吃的草莓不是草莓

現在，輪到我上場了。調香師拿個燒杯給我，裡面裝滿某種香料，聞起來像是汽油裡還加鉛的那個年代所生產的草莓口味泡泡糖，他要我改良這種香料。

這個挑戰與肉桂和香草都不同，因為草莓混合了將近四百種的氣味分子，其中沒有一種單獨聞起來就像草莓。我必須先從許多透明液體狀的香味化合物中選出三種，再用滴管裝在小玻璃瓶中。有一種聞起來像是燒焦的蔗糖，另一種像莓果。第三種很特別，有鮮活的青草味，能安定情緒，宛如來自天堂的胡蘿蔔汁；第二次再聞的時候，讓我想起剛修剪整齊的草坪，那味道強得令人驚訝。我一直把鼻子靠近瓶子邊吸聞。這種化合物叫做順-3-己烯醇，它還有另一個漂亮的名字叫做葉醇，在一九六〇年代早期，這種化合物讓草莓香料的味道更好聞了。

「你是從哪兒拿到這玩意兒的？」我問道，打算要訂一箱。

調香師拿了一本叫做《阿魯德香料與香水材料》的書給我，看起來有點像香料的電話簿。我在第一百八十七頁找到了順-3-己烯醇，一共有五十七家製造公司，它們全都在生產一桶又一桶的順-3-己烯醇。

這些公司在人造香料的食物鏈中，渺小如浮游生物。它們在州際公路旁那些不起眼的建築物裡，大量製造著香料化合物，然後賣給上層的奇華頓風味香精公司[4]、國際香料公司[5]、德之馨、瑞士芬美意食品香料公司[6]，甚至包括味好美（該公司在香料食物網中，只能算是條小魚）。這些公司購入香料化合物，一滴滴精確地加入其他香料化合物混合，直到混合物散發出與真實食物驚人神似的味道，只不過其中沒有半點是來自該食物的天然成分。

4. Givaudan，瑞士老牌香精香料公司，生產食用香精和香水香精。
5. International Flavors & Fragrances，美國最大的香精香料公司。
6. Firmenich，世界第三大食品香料香精品牌。

欺騙感官，取悅味蕾

從一九一八年起，美國農業部開始調查香料的消耗量，那時美國人每年平均只會在餐點上灑上半磅的香料。到了墨西哥玉米片口味的多力多滋上市那年，用量變成了三倍，也就是一磅半。到了一九九七年是三磅，現在則已經上漲至三磅半，多出了五〇〇%，速度實在快得驚人。一百年前，美國人平均一年用到的香料可以一手掌握，現在則需要用桶子才裝得下。

但在一九一八年時，還沒有人追蹤香料化合物，因為沒啥好研究的，當時相關產業還處於嬰兒的初生階段，只販售水果糖漿、香料萃取物，以及一些從實驗室製造出來的東西，像是香草醛之類的。但是現在，合成香料幾乎已經滲透到所有餐廳以及超市的每個貨架上。

「工業生產」的食物，例如雞塊或是需要再加熱的豬肉三明治，都用到許多調味料；而其他所有的真食物同樣也沒少用。像是泰森食品公司[7]的「全天然春雞」，雞隻販售時毛已經拔光，看起來活像個光溜溜的胖嬰兒。在包裝上看不到濃烈的美國西南部風格調味料，沒有墨西哥煙燻辣椒，也沒有亞洲風味，但是牠同樣接受了如玉米片般的處理，成分中寫著「雞高湯含量多達十二%」，這個高湯中就含有「天然」調味料。

另外，普渡食品公司[8]販售的「軟嫩美味全雞」也是如此，這些雞之所以會有味道的原因之一，是用了塑膠袋真空包裝，但也得「歸功」某個實驗室中不知名的調香師。甚至連生的全雞也都經過加工處理，好引誘你的感官。

不只雞肉這樣。史密斯菲爾德食品公司[9]的烘烤用豬肩肉是塊粉紅色的瘦肉，裡面含有豬肉高湯和「天然調味料」。荷美爾食品公司[10]的「軟嫩原裝豬小里肌肉」（這也是生的）並不像包裝上說的那麼「原味」，其中「含有高達三十%的調味解決方案專利」，包括了酵母菌萃取物、天然調味料、豬肉高湯，以及雙乙酸鈉（這是一種白色結晶粉末，嚐起來像醋）。即使是血淋淋的牛排，看起來也「新鮮」到好像迫不及待要跳上烤肉架，在它包裝上的材料標示為「牛肉與天然香料」。

7. Tyson，全球最大家禽和肉類加工企業之一。
8. Perdue，美國第三大雞肉生產商。
9. Smithfield，全球最大的豬肉養殖商、生產商及加工商。
10. Hormel，美國知名肉品及食品加工廠。

只用到鹽和胡椒的時代已如同前寒武紀那般遙遠。在味好美「烤肉良伴」（Grill Mates）系列產品的「烤雞肉調味拌料」（Chicken Rub）中，含有洋蔥、黑胡椒、紅辣椒、鼠尾草、大蒜、紅糖、檸檬皮、紅辣椒粉，以及「天然」調味料。

現在食品公司會針對特殊的感覺受器設計調味料，像是味好美的「隨手調味包」（Bag'n Season）系列，針對的是鮮味受器（含有酵母菌萃取物、圓酵母、肌苷酸二鈉和鳥苷酸二鈉）、甜味受器（蔗糖、糖蜜和固化玉米糖漿），以及鼻子中四百多個香味受器中的任何一種（天然調味料）[11]。

除了味好美之外，杜肯公司[12]的「牛排調味粉」（Steak Dust）則含有天然香料，以及攻擊鮮味受器的集束炸彈：水解玉米、水解大豆、水解小麥蛋白、水解酵母菌萃取物，再加上肌苷酸二鈉和鳥苷酸二鈉。

味道隨食物產量而遞減的稀釋效應

如今，你吃的每種食品都或多或少添加了化學調味料，那些本來單獨吃就會很美味的食物，已經失去自己當主角時的特質了。

為什麼會這樣？為什麼我們加到食物的調味料，已經像是我們加到多力多滋玉米片裡那般越來越多？

有個眾所周知的答案是：我們終於擺脫了單調無聊口糧的束縛。人類喜歡來自食物的刺激，即使對身體會造成小小的傷害也不在乎。原本只吃肉類和馬鈴薯的祖先輩，如果他們知道有杜卡香料、斯拉差香甜辣椒醬（sriracha）和咖哩這些調味料，一定也會把每種都各放一罐到香料櫃中。

有些人會認為這是種「接受文化薰陶」的進步，因為早期的烹調缺乏藝術性，但這是錯誤的想法。例如，早在一百多年前就有咖哩這樣的東西，在一九〇二年出版的《理想廚師》中，就有咖哩雞、咖哩蛋、咖哩牛排、咖哩肉湯。咖哩粉會是你祖母想要的那種調味料，就像是荳蔻、鼠尾草、百里香、丁香和其他各種香草和香料一樣。早在一九一八年，美國人共使用了重達十五萬公斤的荳蔻。當時人們喜歡香料，他們也使用香料，但不是每道菜都需要添加。

11. 原書註：味好美的瓶裝香料系列只含有乾燥的香草和香料。
12. Durkee，美國香料品牌。

就像柴爾德說的，好的雞肉「應該吃起來就像是雞肉」，而且「本身應該就非常美味，不論是用奶油烤、煎或是炙，都無須調味就能夠帶來口腹的愉悅。」傳奇的義大利食譜作者賀桑[13]則說：「過量使用香草只會走到死胡同。」「大蒜應該是用來增進味道，而不是要蓋過其他的味道。」

食品公司需要一直用大量的香料來瞄準我們特殊的味道受器是有原因的：因為就是「我們」自己要這些公司這樣做。

現在所有食物都不一樣了，味道和營養都被稀釋了。這個理由也才能解釋，為何食品工業在一開始會把調味化合物加到人造奶油中，讓它吃起來像是奶油。但是，現在食品工業可是把調味化合物加到真的奶油中。那麼，奶油又是如何變成新的人造奶油呢？

答案就是「味道稀釋法」。

在一九四八年，每頭乳牛每天平均只會生產約八公斤的牛奶，牠們大部分的時間在戶外吃草，然後便便在美麗的綠色草地上，在冬天時有許多乾草可食用。現在，一般的乳牛過著如同肉雞般的生活，擠在只有停機坪那麼大的農舍中，吃著源源不絕的玉米、大豆和粗飼料。每頭乳牛現在每天能夠生產超過三十五公斤的牛奶，頂級的荷斯頓乳牛最高每天甚至可以生產一百公斤的牛奶，跟一九四八年的平均產量相比，整整提升了十二倍之多。也就是說，現在的牛乳已經如同現代的雞肉和番茄那般平淡如水。

牛奶被稀釋了，這是幾乎所有的草莓優格都含有「天然調味料」（當然，還有一大堆糖）的原因之一。另一個原因是，一九四八年加州每年能夠長出一磅草莓的土地，現在能夠生產出五磅半。

跟一九四八年相比，美國現在一般農田的稻米產量提升了三倍多，玉米則是四倍，馬鈴薯是三倍，小麥是兩倍半，大豆則是兩倍。母雞產蛋量亦倍增；豬隻長為成豬的養殖時間少了二十五％，但是體重增加了二十五％；當肉牛的年齡還只是當年的一半時，產肉量就提高了六成。我們一直從相同大小的土地上壓榨出更多食物，付出的代價就是味道變淡了。

---

13. Marcella Hazan，被許多名廚和食譜作者奉為義式料理最傑出代表之一，有「義大利美食教母」之稱。

我們的農業的確有嚴重的味道問題，但是下面所說的真相，才是我們之所以發展味道解決方案的原因。

跟一九一八年相比，我們使用的香草和香料量增加了五倍。我們也使用調味料，只要很少的調味料就能使一杯飲料、一條燕麥棒、一份優格或是一包玉米片有味道，而且成本非常低廉。我曾訪問過一位業者，他說，兩打罐裝可口可樂使用的香料，成本不到五分美元。另一位則說，花十二．五美元就能買到一磅的「天然」優格調味料，足以製造一千多份優格，而且吃起來還真像那麼一回事。

到底每個美國人吃進了多少調味料呢？政府完全沒有概念。美國食品及藥物管理局沒有追蹤消費狀況，美國農業部也沒有這樣做。我找到一個能夠掌握相關數據的機構，是一家叫做歐睿信息諮詢有限公司的市場研究公司。根據他們的估計，美國的香料市場每年使用三百萬公斤的調味料（這還不包括味精和其他總計將近一百萬公斤的鮮味調味料大軍）。換算下來，這表示每個成年男性、女性以及兒童，每年吃下了將近一公斤的化學詐欺物。

調味料工業花一分美元就可以為一份優格調味，用兩美元就可以幫一千罐碳酸飲料調味，在全美國，這個產業的市值為二十億美元，全球市值更高達一百億美元。《阿魯德香料與香水材料》厚達四百八十頁，當年哈曼成立的公司，生產的調味料多達五萬種。奇華頓風味香精公司是世界上最大的調味料公司，擁有二十家生產調味料工廠，全球的調味料產量估計超過一百四十萬公噸。

這些都是發生在食物上最簡單也最真實的故事。因為食物越來越平淡無味，所以我們就繼續加入更多的調味料。

人工香料是肥胖的幫凶

我們正在把真正的食物變成垃圾食物。由於真食物缺乏味道，我們便在上面蓋滿熱量，浸在調味醬中，然後再灑上合成香料。如果食物越平淡無味，我們就越努力讓它變得像是真的食物。

食物成癮症狀大剖析

現在有種科技，能夠看清人腦內部的渴望就如同出現太陽火焰的赤熱模樣。在二○○八年初，美國俄勒岡大學路易斯神經造影中心的研究團隊，就利用這種科技，研究了一位十九歲大學生黛比的這種渴望。

在實驗中，黛比的頭伸進一個非常巨大又昂貴、稱做磁振造影儀（ＭＲＩ）的磁鐵圈中，然後她的眼前會出現兩秒鐘巧克力奶昔的影像。此時，她腦中某些部位便「活躍」

了起來，這是因為那些部位中大量的神經元受到激發，使得許多血液流向這些都與「誘因」有關的區域，包括：左內額葉眼眶面皮質、前扣帶皮質，以及其他三個面積較小、呈彎曲袋狀的灰質。在功能性磁振造影（fMRI）中，這些區域呈現明亮的橘黃色，像是高熱燃燒的火炭，表示她腦中的這些部位有大量血液流過。她正體驗到「誘因顯著性」[1]，顯現了她渴望增強的狀態。

等奶昔影像消失五秒鐘後，真正的巧克力奶昔才會經由幫浦和吸管送到了黛比的口中。等這種冰涼又刺激的巧克力液體持續流動五秒鐘，她大腦中與「報償系統」有關的額葉眼眶面皮質已亮到發燙。

雖然黛比喝到了免費奶昔，但那天對她來說並不是個好日子。她會獲邀接受腦部掃描，是因為她正參加一個維持健康體重的計畫。她身高一百六十四公分，體重七十二．五公斤，身體質量指數（BMI）是二十七．五，就官方標準而言是過重的。

在進行掃描之前，黛比回答了對於她飲食習慣一些陳述式的想法，而這些內容也都

1. incentive salience，心理學名詞，即超乎正常的強烈渴望。

引發她內心深處不愉快的情緒：

- 我發現一旦我開始吃某些食物後，最後吃進的分量都會比我原先預計的吃更多。
- 我發現當我吃某些食物時，就算不餓了還是會繼續吃。
- 我會吃到覺得身體不舒服為止。
- 我很常因為吃太多而覺得遲鈍或疲勞。
- 有時因為我太常吃某些食物，或是吃得太多，得花些時間處理過量飲食帶來的負面情緒，使得花在工作、與親朋好友相處，以及其他重要或休閒活動的時間減少了。
- 當我少吃或是不吃某些食物時，會出現戒斷症狀，例如躁動、焦慮，或是其他生理症狀。
- 我發現當我少吃或不吃某些食物時，想吃這些食物的慾望或衝動就會升高。

對於這些陳述，測試者可以選擇「從來沒有」（零分），到「一週四次以上或是每天」（四分）等不同答案的選項。

以上的問題是出自於「耶魯食物成癮量表」（Yale Food Addiction Scale）的問卷，這份量表能夠測出人們飲食習慣的等級，類似傳統的藥物成癮行為測試，例如抽菸、吸食古柯鹼和注射海洛因。如果一個人量表的分數越高，就表示他的飲食行為越接近藥物濫用。此計畫共有三十九位受試者，有十五位得到高分，黛比就是其中之一。

不是每個人都覺得食物會如同藥物一樣讓人上癮。成癮藥物的確是高效能的神經毒素，但食物嘛，就是食物而已。因此這個實驗要進一步看看那些無法控制食慾者的腦部，是否類似無法停止使用成癮藥物者的腦部。而黛比和其他有食物成癮狀況的人的腦部掃描結果，證實了這個說法。

難以滿足渴望的口腹之慾

另一位也參加這個功能性磁振造影的測試者莎拉，她的身高與黛比相同，但是體重少了約十公斤，BMI是二十三．八，屬於正常範圍，而她的耶魯食物成癮量表分數也低得多。對於「我的食量會造成嚴重的心理問題，例如憂鬱、焦慮、自我厭惡或是罪惡感」這樣的問題，莎拉的答案是「從來都沒有」或「一個月有一次」。

你可能會認為當奶昔流到她們口中時，兩人的感覺會有差異。黛比的報償中心可能閃亮如激烈噴發的火山，而莎拉的愉悅感覺有限。不然，要怎麼解釋黛比總是吃得比自己預期的還多、吃到讓身體不舒服？這就和毒蟲注射海洛因一樣，吃東西會讓她感覺良好。

這種推論很常見。但是她們兩人腦部掃描出來的結果卻非如此。黛比和其他一起受測的食物成癮者從奶昔獲得的快樂，並沒有比莎拉和其他「正常」受試者來得多。事實上，這兩群人之間最大的差異和喝奶昔一點關係都沒有，而是與圖片所激發的預期心理有關。也就是說，食物成癮者對於「吃」這件事有更高的慾望。

當奶昔的影像出現時，莎拉會有點興奮，但黛比則是極度興奮，腦部有如拉斯維加斯的霓虹燈大秀。黛比的問題不是她「太喜歡」喝奶昔，而是她「太想要」喝奶昔。

換句話說，胖胖的黛比並沒有比苗條的莎拉更貪吃，而是她對於食物的渴望更強烈。而且，當黛比終於吃到食物時，那食物並不會如她預期般可口，也就是說食物其實無法符合她的預期心理。由於奶昔無法讓她感到滿足，而她又希望能夠享受到和預期一樣的經驗，因此便會吃得更多。這項研究後來寫成標題為〈食物成癮的神經關聯〉的論文。

傳統的成癮也被認為是一種和「渴望」有關的疾病。老菸槍對於抽菸的渴望會大於抽菸帶來的樂趣，就像是酒精成癮者對酒精的渴望遠超過飲酒帶來的樂趣。相同的情況還有海洛因成癮者會花許多年追尋第一次使用海洛因時的超凡顛峰快感，但卻再也不會有同樣的體驗。

對於黛比和其他在耶魯食物成癮量表中的高分者而言，情況是相同的。食物無法符合他們的期待，因此需要吃的分量就越來越多。他們的味覺改變了，垃圾食物無法讓他們感到快樂，比較健康的食物當然也沒機會進到他們的口中。就如同這篇論文其中之一的作者吉爾哈特告訴我的：「他們被吸入由無法控制的食慾所造成的毀滅性漩渦中。誘因顯著性像是油上之火，無法撲滅。他們渴望食物的大腦，就像是毒癮者渴望毒品的頭腦般，這很令人擔憂。」

為了吃甜食而不怕電擊的老鼠

其實，對食物成癮的大腦並不快樂。二〇〇七年秋天，在美國佛羅里達州朱比特市的斯克里普斯研究院中，有群白色大老鼠過著「隨你吃到飽」的自在生活，但後來牠們也懊悔不已。

這些老鼠每天都能享用源源不絕的歐式自助餐，包括：皮爾斯伯里高級椰子胡桃鮮奶油、莎莉傳統紐約式乳酪蛋糕、莎莉全奶油磅餅、能多益榛果可可醬、強森威爾巧達乳酪煙燻熱狗、彼得潘細滑花生醬、荷美爾微波培根、荷斯提斯巧克力蛋糕。這些老鼠在大吃特吃四十天後，全都變得圓滾滾胖嘟嘟的，每隻的體重平均增加一百六十五公克，是原來體重的兩倍。

不過這些老鼠並不是毫不挑剔的饕餮，而是留著鬍鬚的美食鑑賞家。牠們會注意到自己喜歡的食物，像是乳酪蛋糕和培根，這剛好是這些食物中能量密度[2]最高的。這些老鼠對於培根也有特殊的品味，牠們喜歡煮到五分熟的，這樣培根中的油脂才不會流失，而且比較喜歡啃咬五花的部位，會避開烤得酥脆的瘦肉。牠們也不太去舔不喜歡的食物，那些東西全都原封不動地留在盤子上。沒有一隻老鼠喜歡花生醬，所以這項食物之後就從菜單中取消這項食物了。

這些老鼠吃得很好，不會經歷一般老鼠在生活中必須經歷的沉重壓力，沒有貓的虎視眈眈，也不需因為食物匱乏而要每天到處覓食。牠們住在乾燥又清潔的籠子中，裡面鋪滿了紙屑，最適合用來藏匿食物（這是老鼠喜歡幹的事情之一）。每天都有一隻戴著手套的大手伸進籠子中，把蓋著排泄物的舊墊草移走，再換上新的。溫度永遠維持在舒適的攝氏二十二度，而且客房服務永無止境，那些能讓老鼠深覺愉快的食物，全都大量且源源不絕地提供，讓牠們可以毫無顧忌地享用。不會有衛福部長提出關於肥胖壞處的警告，而毀了牠們吃巧克力蛋糕的樂趣，不用為自己在海灘上的身材發愁，也不會有無所不在的鼠輩名流秀自己的好身材而讓牠們的自我價值受挫。總之，牠們沉浸在無憂無慮的生活中。

這些老鼠雖然食物不虞匱乏，但牠們並不快樂。牠們的絕望與不幸，只有成癮者才能相比。

進行這項研究的科學家不只測量老鼠的體重，也檢測牠們的內心狀態，其中的一種方式是電擊這些老鼠。在每次電擊之前，有個燈會先亮起來。老鼠最後聰明到知道這個

2. 每單位重量（通常為每一百公克）的食物中所含的能量（千卡或千焦耳）。

燈光代表的意義：要被電擊了。這時，一般的老鼠會緊張並緊縮身體，盡量不要接觸到籠子的底部（電擊就是從那裡傳來）。但是對食物成癮的老鼠不會這樣做，如果能夠繼續吃東西，牠們寧願忍受不舒服的電擊，這種強迫行為就是成癮的指標之一。

研究中還有另一群對照組的老鼠，牠們有同樣的飲食，不過並沒有被電擊，而是利用電極接到這些老鼠的腦部，檢測牠們的快樂狀況，這種技術稱為「顱內自我刺激」。這些老鼠至少在實驗一開始時確實非常快樂，牠們非常喜歡那些乳酪蛋糕、培根、乳酪煙燻熱狗、榛果可可醬、鮮奶油、巧克力蛋糕和磅餅，但是這種快樂無法一直持續。後來，快樂不但逐漸消失，甚至還逆轉了。最後，這些老鼠一直都鬱鬱寡歡。在沉溺美食數個星期之後，牠們再也無法從中得到快樂。飲食成為一種不愉快的經驗。這些老鼠的悲慘程度一如牠們的肥胖同樣嚴重。

鹽、糖、碳水化合物、鮮味和脂肪，讓人無法抗拒食物

鹽、糖和脂肪。已經有人告訴我們這些是潛伏在乳酪蛋糕、培根、蛋糕鮮奶油和巧克力蛋糕中的惡魔，這些邪惡如毒品的成分，造成了人類的暴飲暴食，引爆了肥胖大流

行。

之前我們總是胡亂而盲目地尋找某一種對人類有害的營養惡徒，或是在葡萄柚或德國酸菜中尋求救贖。現在，我們終於開始問道：為什麼每個人都要吃那麼多東西啊！

心理學家把鹽、糖和脂肪稱為「強化劑」，這些成分會刺激產生大量且強力的神經傳遞物質，並且活化腦部迴路，就和海洛因與古柯鹼一樣。其中，糖是最糟糕的，但人類對甜食的喜愛已經深深刻在腦中了。初生嬰兒的甜味受器如果受到糖的刺激，他們就會笑。鹽和脂肪也很類似，都能啟動腦部和慾望及報償有關的區域，如果把這些成分全混合在一起，我們就要小心了。

食品公司對這些情況也知之甚詳，畢竟，食品公司的獲利與人們食量的多寡有直接關聯，他們一直悄悄增加我們食物中鹽、糖和脂肪的含量，所導致的結果非常明顯。

鹽、糖和脂肪的確是造成肥胖的正確答案，但卻不是唯一的答案。

鮮味呢？美國人一年被餵食將近一百萬公斤的味精、肌苷酸二鈉和其他甘味物。食品公司知道這些東西能夠發揮作用，但是能發揮什麼作用呢？

對於鮮味和其他的食品成分，大腦造影的研究並不多，這個領域才剛起步，而且很花錢，不過還是得出了一些結論。到目前為止，科學家觀察到甘味會刺激額葉眼眶面皮質，這個部位會讓你想到黛比在功能性磁振造影機器中產生的情況，它和選擇有關，例如，「我是應該要現在馬上就拿到五元，還是等一個星期後再得到五十元會比較好？」這樣的難題，又或是，「我要再吃一份洋芋片嗎？」

肥胖者的額葉眼眶面皮質在有美食出現時就會發亮，如果這個部位受損，人們會變得容易衝動。鮮味也會刺激腦島，對於成癮者來說，這也是個很重要的部位。例如一名老菸槍如果因為中風而使得腦島受損，就不會再有菸癮了。

此外，碳水化合物也很重要（這裡指的是糖以外的碳水化合物[3]），它們也能讓人們養成某些習慣。在一項研究中，研究單位招募芝加哥地區過重到微胖的女性，並付給這些「碳水化合物飢渴者」每人三百五十美元的酬勞，請她們參加研究。而且，並不是每個人都能符合資格，她們必須在下午或傍晚未吃下一餐前，會很想要吃「高碳水化合物、低蛋白質的點心，而且這種情況每星期至少要發生四次」。在研究中，這種現象稱之為「情緒性飲食事件」（emotional-eating episode）。每位女性會前往伊利諾大學的一間實驗室，戴上耳機，聽「蒙古人枷鎖下的俄羅斯」這首悲哀的曲子，同時被要求回想一段悲傷的記憶。之後，實驗人員會給她們兩種飲料的其中之一，一種含有大量碳水化合物，另一種是含有大量蛋白質，而且這兩種飲料都經由對碳水化合物並不飢渴的人組成的公正小組，認定為「同樣美味」。

結果很明顯，渴望碳水化合物的過重女性，喜歡含有大量碳水化合物的飲料，這種飲料會讓她們心情比較好，她們的沮喪在兩個小時內會明顯減少，在一百三十五分鐘後才再次出現。即使過了三個小時，感覺也依然要比在聽「蒙古人枷鎖下的俄羅斯」的時候要好。而蛋白質飲料則沒有讓受試者的心情有所改變。

簡單來說，當這些女性心情低落時，碳水化合物能讓她們重新振奮。就如同進行這個實驗的研究人員所說，這個飲料「展現了能被濫用的潛能」。

在這裡，重要的字眼是「潛能」。菸酒藥物濫用並不是單一的極端行為所致，而是經由連續累積的行為而成，就像並不是每個嘗試過海洛因或古柯鹼這類成癮性藥物的人，都會變成墮落的惡魔。

3. 原書註：雖然糖也是碳水化合物，但以下我說的「碳水化合物」，是指不包括糖的其他碳水化合物。

舉個例子來說，嘗試抽菸的人中有三分之一會上癮，嘗試過海洛因的人有四分之一會成癮。還有人只是偶爾使用這些東西，他們也會體驗到成癮的一些感覺（例如渴望和後悔），但藥物不會掌控他們的生活。像是有些酗酒的人只會在週末才喝得酩酊大醉，也不是所有因為渴望食物而苦苦掙扎的人，都是病態又肥胖的食物成癮者，就算只是稍稍過重的人，有時也要和邪惡的口腹慾望搏鬥。

食物和成癮藥物之間還有另一個差異，那就是飲食不是你能夠選擇的生活形式。你不可能不吃東西，你的選擇不是挨餓，就是成為食用者。對於食物，人類本來應該在需要的時候才吃，但是現在有將近七％的美國人身體質量指數到達食物成癮的標準，還有數百萬人超食。我們無法抗拒食物，這都是鹽、糖、碳水化合物、鮮味和脂肪的錯。

走上追求重口味的不歸路，真味道再也「回不去了」

然而，實際的情況更糟。因為如果只歸咎於這五種物質，會讓你忽略了一個和食物，以及我們對於食物想法的決定性論點。

「吃」這種行為是因為對於享樂的預期而驅動，我們內心期待的，並不是鹽、糖，或是其他種類的營養成分，我們渴望的是「味道」，是味道讓食物吃起來像食物。

鹽、糖和脂肪並不像食物。如果我拿一些豬油滾成球狀，在上面灑些糖和鹽，然後把這種「小吃」賣給飢餓的顧客，我應該不會被讚揚為二十一世紀的食物研發天才。美味不是那麼容易可以達成的。同樣的道理，就算把我的鹹甜豬油球裹上麵包粉後放到油鍋去炸，也還是一樣平淡無味，就算用上全世界的糖、鹽和鮮味物質也毫無幫助，因為那樣的東西缺乏香味。但如果我們加上一些「香草」或是「櫻桃」在這些鹹甜豬油球中，就可以開店做生意了。

我們會認為，胖子人口增加是因為人們吃的分量增加，那些大食品公司創造出和毒品甲基安非他命一樣厲害的零食，讓所有人一旦吃了就戒不掉。不過，要讓癮頭越來越嚴重，並非只有「讓已經使人成癮的藥物藥效更強」這種辦法。成癮的流行病學指出，如果讓強大的成癮藥物變得更容易取得，也可以使更多人上癮。

這種說法有個最佳的實例，就是在越戰時期的毒品使用，當時有數量多到嚇人的美國軍人接觸到高品質的鴉片與海洛因。在一九七〇年與一九七一年，有將近一半的軍人嘗試過其中一種，或這兩種都曾吸食。在這些人當中，只有四分之一是「嘗試用用看」，其他四分之三的軍人則是常常使用，而其中更有半數的人說自己患有毒癮，而且是在越南的時候成癮。然而，在越南的成癮者回到美國後，只有一成依然對藥物成癮，其他人則都不再使用藥物。他們並未加入支持性團體，也沒有加入服用美沙冬的戒除計畫，但從此就不再吸毒了。顯然，他們濫用藥物的行為大部分是因為環境造成的。

肥胖人口之所以增加也很類似這種情況，像是黛比這樣的人（也就是可能成癮者），有機會接觸到更多可以造成濫用的食物。以酒精飲料來打比方，如果我們製造的威士忌並沒有變得更濃烈，而是偷偷把每個人喝的啤酒都換成威士忌，結果，偶爾喝酒的人就會喝很多酒，喝很多酒的人則會產生酒癮。

如果成千上萬返鄉的越戰軍人都能戒除海洛因，那麼數千萬名飲食者同樣也能停止暴食。不過要達成這個目的，我們必需知道以前和現在的食物分別產生了哪些變化，它們又是如何改變的。如果只是認為現在的垃圾食物比以前多，那就太簡化這個問題的難度了；此外，食物改變的範圍大小也必須考慮在內。

當然，垃圾食物的確是原因之一。垃圾食物的種類越來越多，也越來越誘人，但是非垃圾食物也是大問題，這些食物的味道不如以往，產生的負面效應就是讓垃圾食物更吸引人。更糟糕的是，我們還把真正的食物變成垃圾食物，由於真食物缺乏味道，我們便在這些食物上面蓋滿熱量，浸泡在調味醬中，然後再灑上合成香料。食物如果越平淡無味，我們就越努力讓這些食物變得像是真的食物。

魏斯特最早的多力多滋，主要的原料只有能夠造成癮頭的鹽、脂肪和碳水化合物，但銷售量不佳。後來之所以受消費者歡迎並不是因為加入了更多鹽、脂肪、碳水化合物或糖，而是添加了香料。多力多滋是因為模仿墨西哥玉米片才得救的。

人類的「家畜式飲食法」：高熱量食物＋香料調味劑

在正統的減重法中，很明顯缺少了一種減重妙方：家畜式飲食法（The Livestock Diet）。其實比較正確的說法應該是「反家畜式飲食法」，也就是人類該如何避免和豬吃一樣的東西。

想經減肥瘦身的人，可以從豬、牛和雞的飲食中得到許多啟示。人們都希望能夠保持健康與活力到老；對畜牧業者來說，他們當然期望的是雞、牛和豬的能盡快長大然後宰殺。豬農最不願意看到的，就是豬舍中滿是苗條長壽的豬隻，還讚頌著梅子乾對健康的好處。

如果我們花了那麼多金錢和時間，減重卻毫無成果，那麼當然要搞清楚體重究竟為何會增加。或許了解豬、牛和雞快速增重的方式，能夠讓我們了解人類在瘦身時，到底有哪些地方做錯了。

讓豬長肥的方式之一，是餵牠們吃脂肪，但這並不是唯一的方法。碳水化合物也可以讓豬變胖，也就是說，豬吃這些東西能獲得熱量。熱量通常都以碳水化合物的形式存在，也就是玉米、小米、大麥或是其他富含澱粉的穀物，這是因為碳水化合物比脂肪便宜，而且脂肪不易儲存（容易走味）。此外，豬也需要蛋白質，通常獲得的來源是大豆，其他還有一些脂肪、少許維生素，以及必需營養素。牠們的飲食方式很像是一九五〇年代初期小雞所吃的高機能飲食，因為這兩者很類似，因此農人可以拿給豬吃的東西餵雞，也可以拿給雞吃的食物餵豬。

業界稱這種飼料為「精料」，你可以把它想成是由熱量和蛋白質組成的強力濃縮加速劑。就如同汽車要跑得快，得加高辛烷值的汽油；動物要長得快，也得吃高辛烷值的飼料。

這種飼料的效果很好，動物會變胖，但也會得到代謝疾病。雞可能因為變得過重，使得雙膝外翻成O形腿。有時體重增加的速度會快得驚人，使牠們出現肺動脈高血壓群，這時牠們的血管和肺臟無法趕上心跳的速率，腹腔中還會充滿奇怪的黃色液體，最後導致死亡。牛隻則會因為胃部腫脹、酸中毒或是肝功能衰竭而倒下。豬似乎比較能適應這種「填壓式增重」的生活，但是這些熱量最後還是會結束牠們的生命。

所以你現在明白，家畜式飲食法給我們的教訓是：「珍惜生命，遠離『精料』食物。」別靠近裝滿高熱量食物的「人類飼料槽」。當然大部分的人都沒做到這一點。

另一個從家畜式飲食法得到的重要教訓，則有助於解釋為何那麼多人一直走近「飼料槽」，那就是調味劑。

你可以把一隻豬或是一頭牛帶到裝滿精料的飼料槽旁，但是無法強迫牠一直進食。如果是瘦小的小豬和小牛，長大後就容易變成瘦豬和瘦牛，更糟的情況是，牠們會生病死亡。對農人來說，牲畜的體重就等於金錢，如果家畜失去了該有的體重，農人就會失去收入。

但有些伎倆可以搞定這個問題，果凍粉就是種好方法。把果凍粉加入母乳取代粉

（基本上就是小牛的配方奶）中，頑強、體弱且思念母親的小牛，會高興地吸著塑膠奶瓶（據說草莓、香蕉口味很受歡迎）。像這樣，如何讓家禽、家畜吃得更多，已經成熟到可以發展成一門科學。

在自然狀況下，小豬要三到四個月大才會斷奶，但在現代的豬舍中，牠們十天就斷奶了，因此會產生像是腹瀉、脫水、肺炎的斷奶問題。一如某份業界通訊刊物所說的：「養豬業主要的挑戰，就是想盡一切方法，促進豬仔在斷奶時的進食量。」而這個問題可以用味道方案來解決。

農夫只要買一小包仔細調配好的粉末，稱為調味劑，放到母乳取代粉中，或是把它加入含有玉米、黃豆粉、乳清粉、豬血漿蛋白、血粉和脂肪混合物的飼料槽中，就可以看到豬隻埋頭大嚼。普瑞納（Purina）公司的UltraCare小豬飼料會「好吃到讓小豬的鼻子離不開飼料」。潘可士瑪（Pancosma）的TakTik X-IN飼料是「最先進的綜合甜味與香味促進物」，專門設計用來「增加飼料的攝取量」。QualiTech飼料公司的Feedbuds飼料，便含有高達二十五種不同的香料。

調味劑跟香料工廠製作出來的香料，這兩者是同樣的玩意兒，調味劑也是由調香師製造而成的，他們在實驗室中，與自己心中的小豬和小牛對話，再把香氣和甜味劑加以混合。

杜爾・維密爾（Drew Vermeire）是住在密蘇里州聖路易湖的動物營養學家，他每天都使用調味劑，幫助農夫養大小牛。他說，如果飼料的味道越平淡，調味劑的效果就越好。基本上，小牛的食量（也就是吃的飼料量）會增加五%（一項南非的研究結果則指出，餵食調味劑能使羊的體重增加三成）。聽起來好像不多，但是幾週或幾個月下來，就能讓牲畜的體重大增。據維密爾估計，至少有七十五%的牛隻在一生當中某些時段會吃進調味劑（我訪問過兩位豬隻營養學家，他們說豬隻的數據也與此相同）。

順便一提，許多狗和貓的寵物飼料也添加了調味劑。幾年前，一家製造貓飼料調味劑的廠商給了維密爾一份樣品，那是棕褐色的粉末。他灑一點在衛生紙上，拿給他女兒的貓吃。他說：「貓好像看到了死老鼠一樣地大吃特吃，吃飽後滿足地坐下來舔著腳掌。」

所以，我們在這個引起肥胖的類毒品食物清單中，再增加一個壞蛋：香料。這些一大堆表面上看起來無害、無熱量的化合物，就是肥胖拼圖中少掉的那一片。

以黛比和莎拉喝的奶昔來說，那不只是糖和脂肪的冰涼混合物，還包含了好時公司（Hershey）生產的巧克力糖漿，其中就含有香草醛和人工香料這兩種調味劑。那些在佛羅里達的老鼠猛嚼的八種食物中，有六種含有天然或人工香料，另外兩種不含香料的食物中，有老鼠連碰都不碰的花生醬。還有前面提到的高碳水化合物飲料，如果沒有人工添加的香料，那只會是平淡、黏稠、死甜、無味的飲料，但是有了「天然」和人工香料，喝起來就像是果汁調和飲料。

現在，我們終於搞清楚讓人類胖得離譜的原因了：一切都是科技的錯。我們因為食物中的添加物而吃得更多，不論我們如何努力嘗試，都無法驅走這深重的慾望。如果有例外，那就是女性中有八．三％、男性中有四．四％，就算是飲食成癮也能維持住BMI值，但這個現象至今仍無法解釋。

另外，我們別忘了，受到影響的還有兒童，他們也都越來越胖了，就如同小牛、小豬和老鼠那般，壯碩的小孩最後只能穿大人XXL號的衣服。在這個趨勢下，苗條美國人所占的比例會慢慢趨近於零。到那時候走在路上，你會看到每個人都隨身帶著胰島素注射器。

真正的香料，才是人類的救贖

其實情況可以不用朝著如此悲慘的方向發展，我們可以打造一個美食世界，而且吃那些食物的人也不會變胖。但是如果我們沒有認真面對思考食物時所犯下的基本錯誤，那麼情況並不會有任何改變。

吃東西會令人感覺愉快，這可以解釋人類為何會吃得過多。但是如果抱持清教徒般的態度，認為美味是種罪惡，應該揚棄從食物獲得的樂趣，那麼這種解決飲食問題的方法終將失敗。

合成香料就像是穿著光鮮亮麗的推銷員，要把我們正大量吞食的高熱量脂肪和碳水化合物賣給大腦。而真味道，就是那些大自然產生的珍品，是我們通往救贖的唯一道路。我在這裡提出兩個證據。

一、人類的鼻子。

用錢能購買到最好的香氣偵測儀器，是安捷倫科技公司（Agilent）的七八九〇型氣相層析儀，再搭配利可儀器（LECO）的高解析氣相層析飛行時間質譜儀，總共得花三十五萬美元，然後還要好幾個小時才能夠「嚐」出一種物質，但仍無法辨識這個物質是好吃或難吃，只能夠顯示「有這種物質存在」，有時甚至還會出錯。

但人類的鼻子馬上就能分辨出來，這是用科技買不到的技術。而且人類的鼻子不是設計專門來嗅聞的。像是狗的鼻子一秒鐘就能嗅聞八次，牠們有長長的鼻口部，能夠讓吸進來的空氣變得清潔、潮濕而溫暖，這有助於嗅聞。但是人類的鼻子辦不到。人類無法閉上眼睛，光靠嗅聞空氣，就知道馴鹿在哪，或是草叢裡是否有老虎潛伏。

然而，人類能夠閉上眼睛，沉浸在口中食物的特性中，這是狗辦不到的事情。人類的嗅覺器官是設計把來自食物的體驗值提升到最高。人類鼻腔的形狀像是洞穴，上面有一千萬個嗅覺受器，有如香氣的回聲房。狗的香味感覺器是對準吸進來的空氣，人類的則位於鼻腔的頂端，所處的位置能夠感覺吸進來和呼出去的氣體。這些香氣感覺器能夠傳送到人類複雜且擅長多工處理的大腦，並進入神經的灰質區塊中。對於大腦的刺激程度，沒有任何活動能像品嚐食物來得那麼高。

當人類身處熱帶森林中，並無法光靠鼻子就找出香味四溢的香草豆莢。但是在一九七〇年代末期，馬里蘭州杭特谷有人嚐了一口仿香草的樣品，從鼻子呼氣，感受到那份安全、滿足、愉悅與懷舊感之後，就宣布說：「我沒有聞到樹脂味。」

為何演化賦予人類一個價值高達三十五萬美元，還附加了大腦的味道感測器，並且是放在每個人的臉部中央呢？如果遺傳是取捨所造成的結果，很明顯就可以看出為何演化要保留雙腳、眼睛和白血球。那麼，保留鼻子的原因又是什麼呢？

二、特雷維索（Treviso）的菊苣。

特雷維索是義大利的一座小城，有三條河流經過，當地以美麗的石橋和有趣的飲食習慣著名。居民對於菊苣這種紫色的萵苣評價很高。這種幾乎沒有熱量的蔬菜味道會苦到讓人皺眉，在世界上其他地方的人都會默默把它推到盤子邊。

但在該城所處的威尼托地區，菊苣受到的保護有如香檳在法國獲得的重視，也是只有少數幾個城市和村莊公認能生產優良的產品。我曾問過一位土生土長的特雷維索人喜不喜歡菊苣，她連聲回答：「我愛死了！我愛死了！我愛死了！」

最好的菊苣品種是tardivo，在晚秋季節採收，被認為是無上美食。該城每年都會舉行菊苣宴，人們大嚼菊苣烘蛋、菊苣燉飯、菊苣麵包，以及菊苣沙拉。沙拉中有苦到爆的生菊苣葉片，你還會聽到老人家抱怨現在的菊苣已經沒有像以前那樣苦了。

義大利人很認真看待食物，世界各地的人也忍受長時間的飛行以及時差的辛苦，只為能夠吃到義大利人吃的食物。但這些熱愛食物的義大利人有個驚人的現象：他們都不胖。義大利成人中大約只有一成是肥胖的，而美國成年的胖子則高達三十五％。雖然食物能帶來無上的喜悅，但是義大利人卻能夠控制慾望。他們是怎麼辦到的？

人類的鼻子、苗條的義大利人、有苦味的菊苣、肥胖，這些都連結到一個簡單無比的問題：為什麼所有食物一開始都是有味道的呢？在這幾十年來關於營養的研究中，沒有人提出這個問題，不過答案會永遠改變你對於食物的想法。

PART

2

如果植物會說話

我們一直生產水果、蔬菜、全穀物、未加工的肉類，
但是這些產品已經逐漸失去美味，
我們同時也一直製造不應該吃的食品，
像是洋芋片、速食、冷飲，
人類也越來越上癮。
而結果，就和你想的一模一樣。

味道的智慧

山羊一點都不笨，不會傻傻地只吃自己天生就喜歡的食物。牠們會有「需求狀態」，會嗅聞、嘗試並且吞下植物。牠們不但具有好奇心、渴望、滿足和欣喜，同時也好惡分明。對山羊而言，「味道的感覺」就是「營養的感覺」。

從尿液事件展開的營養智慧尋奇

事情是從「美味尿液」這個神祕事件開始的。

二十五歲的猶他大學博士班研究生普洛凡沙（Frederick Provenza），從一九七六年的晚秋開始，連續三年的冬天都住在拖車中，待在名為「仙人掌平原」的台地沙漠上，觀察九十頭安哥拉山羊在那幾個月中只能吃到多枝山欖葉的狀況。多枝山欖葉是一種具有深色葉片、枝葉茂密的灌木，生長於猶他州和亞利桑納州。

和他相伴的有他的妻子蘇，和九十頭山羊，以及木鼠。木鼠這種齧齒動物住在杜松樹幹底下的雜亂大巢中，由於是夜行性動物，因此普洛凡沙不常看見牠們，不過他曾在拖車的引擎中發現木鼠儲藏的食物，也在儲水槽中發現過被淹死的木鼠。

有天早上，普洛凡沙在山羊活動的草原上散步時，注意到有群山羊圍在一棵杜松樹幹下吃東西。他走近一看，發現山羊把一個木鼠巢穴完全摧毀殆盡。木鼠會將杜松樹皮作為築巢的壁板，而現在這些樹皮散落得滿地都是，山羊大嚼的是巢穴底下的樹枝、樹葉這些比較柔軟的材料。

當普洛凡沙蹲下去看個仔細時，迎面撲鼻而來的是噁心的尿味——那是木鼠的尿液。這些瘦巴巴的山羊平常只吃營養貧瘠的多枝山欖葉，而山羊胃中的微生物能把木鼠尿液中的氮轉換成具有營養的蛋白質，藉此來度過寒冬。

奇妙的事情還不只如此。這裡有六片草地，每片草地上都養了十五頭山羊，但只有這片草地上的山羊會破壞木鼠的巢穴，牠們白色的嘴巴都被木鼠的尿液染黑了。到了冬天結束時，整片草地已經沒有任何完整的木鼠巢穴了。普洛凡沙揣想，這些山羊吃下沾了尿液的木鼠巢，是為了用來幫忙消化多枝山欖葉，還是牠們只是喜歡那股味道？

答案似乎是兩者皆是。等冬季過去，每頭山羊的體重都減輕了，這都要怪那些沒有營養的多枝山欖葉。但吃木鼠巢穴的那群山羊，體重下降得最少，體型也維持得最好，也比較健康有活力。似乎牠們內在有種能力，能夠找尋自己需要的食物。普洛凡沙認為，這些山羊可能擁有「營養智慧」。

這是一種前衛的想法。在當年，相信「營養智慧」這種說法，或是認為山羊能夠「知道」自身內在需求這類事情的人，會被認為可能是吸食了什麼毒品，腦筋有問題了。在當時被嚴苛與不知變通的科學教條所規範的校園中，營養智慧這種觀念是備受嘲諷的。每個人都知道，山羊喜好的味道是天生內建的，牠們喜愛的食物清單早已設定完成，有苜蓿、黑麥草、甘伯爾橡樹等，多枝山欖葉是排名較後的。山羊吃東西的理由就和呼吸的理由一樣自然：是原始的衝動驅使牠們這麼做的。

山羊笨笨的，哪些東西對身體有益，牠們根本毫無概念。舉個例子來說，有次普洛凡沙待在仙人掌平原時，看到一棵經雷擊而變得灰白的杜松樹，在樹幹周圍滿是新長的多枝山欖葉，他認為山羊應該會喜歡這些樹枝，因為年輕的嫩枝會比已木質化的老枝柔軟且營養，但山羊卻一點興趣也沒有，牠們聞聞樹枝就走開了，其中只有一頭吃了一口。

然而，山羊究竟是否擁有營養智慧這件事仍一直困擾著普洛凡沙。在接下來的兩個冬天，他注意到山羊絕不會吃多枝山欖葉的嫩枝，但這種行為不像是愚笨，反而像這些山羊是刻意要避開嫩枝。

數年後，普洛凡沙在波士頓的某個會議中，遇到阿拉斯加大學一位化學生態學家約翰・布萊恩（John Bryant），多年來這位生態學家一直在研究北方的紅木林，對於山羊的飲食這件事也不像保守的教職人員，而是採取比較開放的態度。

普洛凡沙對於多枝山欖葉有個理論：柔軟嫩枝會製造毒素，以驅趕前來啃咬的動物。從宏觀的生態角度來說，這是有道理的。如果新芽要存活到能長成老枝，的確需要防止山羊和其他動物的啃食，嫩枝的紅色可能還有警告作用。

布萊恩對這種看法也深表認同，並向普洛凡沙表示願意協尋經費來進行實驗，於是他們向聲譽卓著的美國國家科學基金會募集資金後，便展開實驗。

距離猶他大學不遠，位在洛根市北方的卡希谷邊，有座綠峽谷生態學中心。他們從該處採摘新生的多枝山欖葉嫩枝，從中提煉出液體，分離其成分，然後把各種成分逐一加入山羊的飼料中。普洛凡沙自信滿滿地預料，有一天山羊會聞到飼料中的毒素而拒吃，這樣就可以證明牠們擁有營養智慧。

但事與願違。直到快用完最後的多枝山欖葉萃取物時，山羊都還是一直很高興地大啖飼料。在一個寒冷多霧的冬天早上，他把最後一種萃取物——單寧（這是一種化合物，在紅酒中含量很高）加入飼料中。實驗進行至此，已經試過所有的嫩枝萃取物了，根據他的理論，單寧會是山羊想要避開的毒素，情況顯然並非如此。

是山羊正在吃毒藥，還是山羊在仙人掌平原上一直避開的那些食物，其實根本就有益健康？無論如何，有件事情是確定的：山羊與普洛凡沙都不知道哪些東西是對羊有益的。而資金也在這個時候用罄了。

味道會傳遞訊息

幾乎就在「山羊事件」發生的同時，遠在美國另一端的兩位科學家也對黃蜂產生類似的好奇，但他們的問題不是黃蜂如何決定該吃什麼，他們已經知道答案了。因為他們研究的是寄生黃蜂，這種黃蜂的卵是從毛毛蟲體內孵化出來，一生中大部分的時間都長得像蛆，然後幼蟲會把毛毛蟲由內往外吃掉，接著蛻變成黃蜂，找尋配偶交配。如果是雌黃蜂，就會找另一隻毛毛蟲，然後讓整個循環又從頭開始。

現在，這兩位科學家的問題是：在一大片綠地中，黃蜂要如何才能找到藏在果實裡，或是窩在葉片底側只有兩、三公分長的毛毛蟲？

在一九八〇年代初期，當時的養蜂場培育出成千上萬隻的寄生蜂，之後會將牠們裝到紙袋中，從飛機上往下灑到毛毛蟲四處橫行的棉花田中，希望寄生蜂能夠消滅那些有害的毛毛蟲，這樣就不需要噴灑有毒的殺蟲劑了。理論上這樣做很棒，但實際上並沒有發揮功效，因為當紙袋掉落到地上時，那些黃蜂並沒有如預期般展開行動。

昆蟲學家喬．路易斯（Joe Lewis）和有機化學家吉姆．圖林森（Jim Tumlinson）認為，黃蜂尋找毛毛蟲，和獵犬尋找逃脫獵物的方法是一樣的，就是跟蹤氣味。他們為了要測試此推論是否正確，就把一隻黃蜂放到籠子裡的毛毛蟲旁邊，看會發生什麼事。結果，黃蜂飛起來盤旋，然後停在一顆燈泡上，就再也不動。他們用了很多隻黃蜂和毛毛蟲一再重複這個實驗，但情況都差不多。毛毛蟲沒有散發任何味道。他們兩人仔細思考後認為，因為黃蜂的嗅覺敏銳，所以如果從演化的觀點來看，對毛毛蟲來說最好就是不要散發出味道。

接下來，他們在有黃蜂的籠子中放了一株上面有毛毛蟲的植物。這次的結果更糟。黃蜂飛近植物，在上面盤旋，甚至還停在植物上，但就是沒靠近毛毛蟲。

不過還是有件事情是確定的：如果黃蜂發現毛毛蟲棲身在牠們大嚼過的葉片上，牠的觸鬚會抖動，還會來來回回飛行，彷彿雷達般地瞄準毛毛蟲。而且，被吃過的葉子上就算是沒有毛毛蟲，還是會吸引黃蜂前來，就像是植物能和黃蜂對話一樣。

這也是植物正在做的事。這種方法既原始又無意識，但植物的確是經由味覺進行溝通，路易斯認為：「植物會在被毛毛蟲啃食的時候發出訊號，而黃蜂聽到了。」

在植物「遭受攻擊」的數小時後，會散發出大量化學物質，告訴黃蜂自己被毛毛蟲啃咬了。這些味道獨特到能讓黃蜂知道是哪種毛毛蟲啃咬，某一種化合物可能是代表菸草蛾幼蟲，另一種則可能是玉米穗蟲。對於是在玉米穗蟲而非菸草蛾幼蟲內產卵的黃蜂而言，這可是重要的訊息。

路易斯和圖林森還發現植物有一種與眾不同的化學警報系統，這種系統會即時發出「我受傷了！」的警訊，藉此告知鄰近的植物，麻煩已經來了，於是附近的植物就會開始儲備自己的警訊化合物。植物受傷的這種警訊也會告訴黃蜂，毛毛蟲正造成傷害的確實位置，藉此幫助黃蜂在高達一公尺多的滿滿棉花田中，找到那一株有小小毛毛蟲的棉花樹，然後把產卵器刺到毛毛蟲身上。

從飛機空投下來的幾十億隻黃蜂之所以未找到毛毛蟲，其中有許多原因。首先，在養蜂場中用來養大黃蜂幼蟲的毛毛蟲，牠們吃的是斑豆、玉米和黃豆粉（這些是毛毛蟲版的高熱量機能飲食）。當黃蜂幼蟲在毛毛蟲體內時，毛毛蟲飲食的化學印記就印在黃蜂幼蟲上，讓幼蟲認為這些化合物就是牠長大變成成蜂後需要找尋的目標。但生長在棉花田中的毛毛蟲吃的是棉花葉片，因此在養蜂場養大的那些黃蜂在棉花田找尋的一直是不正確的化合物，牠們並不是設定來找尋吃棉花葉的毛毛蟲。

此外，就算有極少數的黃蜂不知怎地能分辨出棉花葉子聞起來的味道，還是有另一個問題。圖林森找了四種高產量的棉花品種，以及在佛羅里達大沼澤地發現的野生棉花，測量它們受傷後所產生化學訊息的強度，結果發現野生棉花所發出的化學訊號是前者的十倍，兩者的差異非常明顯。寄生蜂難以找到寄生宿主的原因，和番茄吃起來毫無滋味的原因一模一樣，那就是：味道被稀釋了。

這個植物在受傷後所發出的訊號到底是什麼化合物？路易斯和圖林森用刮鬍刀片切

割葉片，收集在切口所發出的氣味分子，然後用氣相層析儀加以分析。他們發現主要的分子之一，是順-3-己烯醇，原來人類和黃蜂都喜歡這種如草地被修剪過的味道。對人類來說，這種化合物是構成草莓整體味道的一部分；對黃蜂來說，這個味道是植物在說：毛毛蟲在這裡。

原來，味道就是在傳遞訊息。

這個發現也讓路易斯和圖林森得到了農業科學的最高榮譽獎項——沃爾夫獎[1]。

場景再拉回綠峽谷生態學中心。

在研究資金用罄的那個早上，普洛凡沙在寒冷的煤渣磚庫房裡來回踱步，和助理討論接下來各種選擇的可能性。純化單寧得花好幾個月的時間，但以山羊嚼食這些被認為有毒飼料的速度來看，剩下的單寧飼料只能再做一次實驗，於是他們決定隔天給山羊更多含有單寧的飼料。

第二天早晨，當飼料槽裝了滿滿的飼料時，山羊聞一聞後就走開了，牠們避之唯恐不及。原來在經過前一天的消化後，那些含有單寧的飼料讓每頭山羊都覺得噁心和不安，所以隔天當牠們聞到單寧的味道時，便警覺到：這玩意會讓自己不舒服。

結果終於證明，普洛凡沙發現的營養智慧的確是事實，也是真正的智慧，這不是山羊與生俱來，而是需要學習才能擁有的。

植物演化出自保機制

多枝山欖葉的單寧是植物次級代謝物[2]，還有順-3-己烯醇、香草醛、肉桂醛也都是。

目前已知約有四萬五千種植物次級代謝物，估計全部約多達一百萬種。近兩百年來，科學家尚無法得知植物中所有的化合物究竟有哪些用途，而種類之多似乎也超過植

1. 由化學家、慈善家兼外交家的沃爾夫成立，是國際上具有影響力的科學獎之一。該獎項主要獎勵推動人類科學與藝術文明有傑出貢獻的人士。
2. plant secondary compound，不會直接涉及到生命正常生長、發育或繁殖的有機化合物。不像初級代謝產物，缺少次級代謝產物不會導致立即死亡，但是在長期看來，會損傷生物的生存性、繁殖力或美學性，或者一點也沒有明顯的改變。但如本文中探討的，這些物質也是植物生存的防禦機制（例如可驅趕食草動物），以及植物之間的溝通系統。

物所需。有些化合物顯然具有不可或缺的重要地位，例如纖維素是用於組成植物的結構，葉綠素能讓植物吸收陽光的能量，如果沒有這些重要的化合物，植物就會死翹翹。但這些都是初級代謝物，種類並不多。

至於植物製造出其他數千種並沒有使用到的化合物又有哪些用途呢？這個問題長期以來都無人理會。即使有德國藥學家在一八〇六年從罌粟中提煉出嗎啡，科學家主要關心的問題仍是：植物製造其他那些有用的東西是什麼？（香草醛就是眾多答案之一）在之後的一百多年中，科學家成功地在植物中找到許多此類化合物，然後他們提出的另一個問題是：植物為何要製造這些奇特的化合物？

有些生物學家認為這些化合物是製造初級代謝物時的意外產物，這稱為「植物宛如摸索中的化學家理論」（the plant-as-fumbling-chemist theory）。有些人則認為，這些物質是無法排除的廢物，這稱為「植物便祕理論」（the plant-as-constipated theory）。但無論答案是什麼，沒有人有太多線索，也不太在意，反正次級代謝物對植物的生長、存活和繁殖都沒幫助，它只是「次要」的。

到了一九五〇年代，有位躲避德國納粹迫害的猶太難民佛蘭克爾（Gottfried

Fraenkel），開始挑戰這個普遍存在的傲慢心態。既然所有綠色植物就營養組成來說都非常類似，那麼為何昆蟲要特別挑選某些葉子來啃食？例如他注意到昆蟲通常會避免吃十字花科植物，因為這種植物會製造芥子油苷這種有毒的化合物；但是，蚊白蝶的幼蟲啥都不吃，就只吃會製造芥子油苷的十字花科植物，蚊白蝶的幼蟲同樣會吃一些非十字花科的植物，而這些植物也會製造芥子油苷。事實上，如果你在任何老葉噴上芥子油苷，就可以誘騙蚊白蝶幼蟲來吃它。

佛蘭克爾相信植物製造這些奇特的化合物，就是要驅逐飢餓的昆蟲。這個方法多半是有效的，但有些昆蟲已經演化出耐受力，他推測，這些昆蟲不僅能耐受這些毒素，甚至還喜歡吃它們。對有些昆蟲來說是「別吃我」的化學訊號，對其他昆蟲卻變成了相反的「來吃我」訊息，於是這些幸運的昆蟲就能獨享這種植物。佛蘭克爾稱這類化合物為「觸發物質」（trigger substance）。

在一九七〇年代初期，像普洛凡沙這類「非科班出身」的人開始取得博士學位，思潮也轉變了，例如當時便知道植物真的會製造許多毒素。舉例來說，穗花木藍含有一種稱為穗花木藍氨酸的化合物，兔子吃了肝臟會受損、體重減輕及死亡；老鼠吃了蘇鐵果實，其中含有的蘇鐵素會讓老鼠長出腫瘤，如果蘇鐵素的含量太高，那麼老鼠不到一個星期就會完蛋。這些情況也都證明演化讓植物成為傑出的化學策略家。

動物會從食物中找尋缺乏的營養素

如果植物演化出化學策略，那麼任何要吃植物的動物也需要採取反制措施，畢竟沒有人想只是吃個晚餐就中毒。因此，山羊也不得不成為謀略家。牠們演化出一種系統，以辨認哪些食物是有益的，以及要避開哪些東西，這就是「營養智慧」。這可以說明山羊為何不吃多枝山欖葉的嫩芽，以及當牠們餓得半死時會想吃木鼠的尿液。

不過，山羊的營養智慧有多聰明呢？牠的味道訊息系統能優異到符合牠的內在需求嗎？普洛凡沙畢生就是在找尋這個問題的答案，而這個答案則是超乎尋常的聰明。營養智慧並不只是簡單、粗淺和實用的知識，像是：這個可以吃，那個不能吃，營養智慧比較像是一種「才能」。

在某個實驗中，普洛凡沙研究「磷」這種礦物質。身體需要磷來製造骨頭、牙齒等，以及進行其他多種工作（例如細胞內的訊息傳遞）。長久以來，科學家就懷疑動物在嗜吃鹽的同時也會獲得磷。鹽就是氯化鈉，也是必需的礦物質。在自然界中，鹽通常和其他礦物質一起出現。這種想法顯示，因為動物喜歡吃鹽，所以也同時獲得了身體需要的所有礦物質。

不過普洛凡沙認為事情沒有那麼簡單。他注意到，缺乏磷的牛會常去舔和啃老骨頭，這些老骨頭中含有磷，但沒有鹽，因此「動物喜歡鹽」這件事，並不能解釋「動物為何要啃骨頭」。

於是，普洛凡沙把十隻綿羊放到圍欄中，餵牠們吃低磷的飲食。當這些羊出現缺磷的症狀時，便給予帶有楓糖香味的飼料；接下來才是重點：這些羊吃過含有楓糖味道的飼料之後，普洛凡沙便用一根管子，通入羊隻的喉嚨，直接把磷送到牠們胃裡面，這樣持續做六天。這個做法聽起來很詭異，甚至殘忍，但是普洛凡沙得確定羊沒有嚐到磷的味道，以建立楓糖味道和灌入胃中的含磷營養成分之間的連結。

幾天之後，當把含楓糖味道的飼料餵給那些缺乏磷的羊吃時，牠們個個狼吞虎嚥，但其實飼料中幾乎沒有磷。不過對於羊的身體來說，「楓糖味道」就代表「磷」，如果牠們身體中的磷含量越少，就會越喜歡楓糖口味的飼料。

那麼，我們如何知道羊不是天生就喜歡楓糖呢？這裡還有個對照實驗。在另一個圍欄裡的羊，牠們吃的缺磷飼料不是楓糖口味，而是椰子口味。當這些羊開始缺磷的時候，牠們就會吃椰子口味的飼料。事實上，當這些缺磷的羊能自主選擇吃椰子口味或楓糖口味的飼料時，牠們總是選擇和磷有關的飼料，這顯示羊就是想吃那些能對應缺磷症狀的飼料。當缺磷的症狀消失時，羊對於味道的偏好也消失了，但是牠們不會忘記這種連結，只要當這些羊缺乏磷的時候，羊對於特殊味道的渴求就會再次出現。

上述普洛凡沙研究的現象稱為「攝食後回饋」（post-ingestive feedback），這是後天習得味道偏好（例如山羊與多枝山欖葉中單寧的關係）的技術性說法。山羊第一次嘗試加味飼料的時候，其實並不喜歡椰子或楓糖的味道，但是當身體把食物的味道和身體吸收到的所需礦物質連結在一起之後，就建立起這種偏好。

普洛凡沙也用鈣進行類似的實驗，得到的結果仍然相同。而且，不只是礦物質的營養如此，用碳水化合物做實驗也得出一樣的結果。當餵羊吃低卡飲食，之後再把碳水化合物灌到牠們的胃中，牠們很快就學會喜歡上那個味道（這就像是那些渴望碳水化合物的芝加哥女性）。在另一項研究中，蛋白質也有相同的現象。事實上，羊對於蛋白質的需求是很特別的，成長中的羊比已經成年的羊需要更多蛋白質，也喜歡吃更多蛋白質。羊和山羊一樣，都是毛茸茸的小小營養學家。

如果動物那麼聰明，那麼牠們在營養上的能力，是否能贏過擁有動物營養博士學位的人類大腦？普洛凡沙也測試了這個問題，這次是用小牛來做實驗。他把一群小牛關在圍欄中，讓牠們吃由反芻動物營養學家調配好的飼料，這些飼料能充分符合牠們的營養需求。在另一個圍欄中，他放的是仔細混合了乾苜蓿、青貯飼料（也就是發酵過的玉米植株）、壓扁的大麥和壓扁的玉米等食物，然後讓小牛自己選擇食用。結果在實驗結束後，自己選東西吃的小牛體重比較重。這些小牛在滿足自己每天所需的蛋白質、能量和營養需求上，的確勝過了擁有高學歷的人類。

是毒素，還是營養？

一九九八年，喜愛戶外活動的普洛凡沙參加為期六週的大峽谷泛舟之旅。在出發前，一位美國國家公園署的管理員說明安全注意事項，並且播放飲水重要性的錄影帶。管理員說：「要盡量多喝水。」這種勸告讓普洛凡沙覺得太不可思議了，因為他認為身體會告訴自己需要什麼。那時有些切實遵守多喝水建議的人，出現了水中毒的症狀，還必須從河上空運至醫院就醫。數年後，普洛凡沙再度參加活動時，這次管理員的說法不一樣了，他說的是：「渴的時候再喝水。」

普洛凡沙開始思考毒性奇特的本質。植物次級代謝物常具有毒性，因此長久以來一直受到污名化，但他認為事情沒這麼簡單。在荒郊野外，他注意到山羊和羊會啃咬所有的植物，其中許多都有些微毒性。

他也進行一個可能是他所做過的實驗中最特別的。他把六頭山羊的喉嚨切開成為瘺管，然後在山羊脖子裝上袋子（普洛凡沙使用了麻醉劑，並且依照人類的手術原則，確保山羊在實驗過程中會受到良好照顧）。山羊覓食後，這些嚼過的食物會經由瘺管直接落入袋子中，這樣從這些黏稠的混合物中，可以找出山羊所吃的食物種類（不收集的時候，瘺管口會塞起來，這樣山羊就可以正常吃東西並吞嚥到胃中）。這些山羊食量很大，在一天之中便吃了五十種不同的植物。

與此同時，普洛凡沙開始了解法國牧羊人傳統而特有的放牧活動習性。這些牧羊人會帶領羊群走繁複的吃草路線：羊在早晨一段時間會吃某個地方的植物，之後才到另一處吃其他植物。牧羊人發現，某些植物種類的組合，對羊的健康最好，就像人類進食的「上菜順序」是開胃菜、主菜和點心。

這時普洛凡沙開始思考，大自然的食物是經數百萬年演化而來的，真的能夠二分為「好」和「壞」嗎？如果水喝太多會對健康不利，那麼一點點壞東西可能對健康是有好處的。

早在一九五九年，佛蘭克爾就已經這麼認為了，他指出，有些昆蟲會受到讓其他昆蟲都害怕的化合物所吸引，最著名的例子是大樺斑蝶。大樺斑蝶的幼蟲所吃的馬利筋含有一種有毒的植物鹼（這也是一種次級代謝物），這些植物鹼會在大樺斑蝶的身體中累積（一如味道化合物在雞的身體中累積）。當鳥吃了大樺斑蝶之後，會不舒服和嘔吐，就和山羊會厭惡多枝山欖葉一樣，而這也是大樺斑蝶顏色亮麗的原因，因為對鳥來說，這個外觀代表了噁心，鳥只要吃了一隻大樺斑蝶，就可以獲得營養智慧。

還有一個更好的例子。

這是地球有史以來最毒的物質。這種物質的惡勢力在二十億年前就已出現，並肆虐整個生物界，幾乎所有物種都消失殆盡。

之後，有些生物逐漸演化出處理這種毒素的方法，利用製造出布滿全身的精細化合物，好讓這種毒素的量能受到控制。有些生物更厲害，它們不只能耐受這種毒素，甚至還藉此繁衍後代。許多年後，這種最毒的物質經歷了讓人目瞪口呆的大變身：它變成所有動物存活最重要的物質，醫院中的巨大鋼桶中也儲存了許多這種物質。

這種物質就是氧氣，而且現在氧氣依然是有毒的。人類的細胞中散布著對抗氧氣的化合物，稱為「抗氧化劑」，維生素C就是重要的抗氧化劑。但抗氧化劑不是時時都能發揮作用，如果氧氣讓DNA受損，就可能使正常的細胞轉變成癌細胞。

從這個角度來看，植物毒素就類似氧氣。健康知識告訴我們，綠花椰菜具有抗癌的功效，其實這都是植物次級代謝物所產生的效果。在運動後喝杯強抗氧化思慕昔，就是要在運動後補充次級代謝物。

在經過很長的一段時間後，營養學家知道含有大量水果、蔬菜和全穀物的飲食有益健康，能讓人長壽，而且能降低心臟病突發、糖尿病、中風或癌症的發病機會，但原因是什麼呢？是因為蔬菜和水果含有豐富的纖維和維生素，而且脂肪含量又少嗎？或是和植物化合物有關呢？現在看來，應該是植物化合物的緣故。

植物的次級代謝物是仙丹妙藥？

時間再度拉回到一九五〇年代。

當時科學家注意到凡是與老化和生活型態相關的疾病，都具有「氧化破壞」的共同特點（誠如前述，基本上氧氣是有毒的）。植物的許多次級代謝物是抗氧化劑，那麼這些植物化合物有助於預防疾病嗎？證據逐漸證明答案是肯定的。在實驗中，植物化合物延長了老鼠的壽命，讓腫瘤細胞萎縮，發炎現象也消失了，於是不久後，許多人都同時想到了一個好點子：咱們把這些抗氧化劑製成藥丸吧！

然而大部分的時候，抗氧化劑藥丸並沒有什麼效果。在較大型的研究中，抗氧化劑剛開始時似乎的確發揮了些功效，但後來也失效了。有些研究結果還非常糟糕，像類胡蘿蔔素中的β胡蘿蔔素就是這樣。

有個實驗測試將β胡蘿蔔素和維生素A藥丸合用，看能否降低抽菸者和工作環境中有石棉的人罹癌的機率，結果這些藥丸非但未能預防癌症發生，反而增加了罹患的機率，更別提造成死亡的風險和增加罹患心血管疾病的風險了。

最近也被列入失敗抗氧化物之林的還有白藜蘆醇，這是在紅酒和花生中發現的次級代謝物，能延長酵母菌和果蠅的壽命，也能讓肥胖的小老鼠完成馬拉松距離的長跑，但是那些大肆宣傳的健康功效都沒發生在人類身上。

當普洛凡沙得知上述的結果後，他想知道是什麼物質讓β胡蘿蔔素和白藜蘆醇特殊到夠資格製成藥丸呢？含有那些物質的食物，例如漿果、花生和巧克力，其實也含有其他的植物次級代謝物。或許在剩餘的四萬四千九百九十八種植物次級代謝物中，的確有某種能夠預防癌症或心血管疾病，而所有的這些化合物可能以尚未可知的方式，共同運作而發揮效用。普洛凡沙認為，在藥丸中只放一或兩種抗氧化劑，猶如盲目地下注。這就像是將波士頓交響樂團分成個別單獨演奏的音樂家，然後指著擔任第三小提琴手的波蘭紳士說：「就是因為他，音樂才會好聽。」

另外，分量多寡也是個問題。即使β胡蘿蔔素和白藜蘆醇的確對身體有益，但「劑量多」真的就代表「效果比較好」嗎？大自然可不是這樣運作的。他知道山羊和羊在大嚼黑麥草時，會停下來吃兩口摩門茶，這種灌木含有一種類似麻黃素的次級代謝物，但山羊也只會吃一兩口。吃一些摩門茶的葉子對山羊的健康有好處，但把一整叢都吃掉就不合理了。

順便一提，在山羊典型的每日菜單中，牠們吃摩門茶或是其他四十九種植物有什麼功用呢？山羊不會因為他朋友的室友的彼拉提斯老師說某種怪異的植物能夠預防癌症，就去吃這種植物。山羊自己就具有營養需求的知識。會不會在山羊和羊的營養智慧中，這些植物中所含的化合物在某些方面都是有益身體的呢？

是該做更多實驗的時候了。普洛凡沙現在已經是猶他州立大學山林野生生物科學系的榮退教授，在他職業生涯後期，多半是在研究羊隻利用次級代謝物的方式。

他知道羊就像毛茸茸的小藥學家。就拿多枝山欖葉和灌木蒿來說吧，多枝山欖葉這種灌木含有單寧，因此具有些微毒性，羊會吃一些，但不會吃太多。灌木蒿則含有萜烯這種更具毒性的化合物，他有次給一頭羊吃太多從灌木蒿取得的萜烯，結果這頭羊昏倒了，還出現癲癇症狀（後來已痊癒）。羊不能也不會吃過量的多枝山欖葉，還知道應該要遠離灌木蒿。不過在羊的胃中，來自多枝山欖葉的單寧和來自灌木蒿的萜烯會互相結合，同時吃這兩種植物時，毒性便會大為降低。更奇怪的是，羊是經由「學習」而得知此事。

羊在野放的時候會先吃多枝山欖葉，再緩步尋找灌木蒿進食。牠們吃東西是有順序的，要依序吃下各種味道的植物來完成一餐。這樣看來，法國牧羊人特殊的放牧習慣就毫不奇怪了。

味覺就是醫生

在另一個實驗中，普洛凡沙讓羊有吃兩種葡萄果渣的不同選擇，一種是單純的果渣，另一種則添加了從破斧樹[3]中取得的單寧，這種單寧含有抗寄生蟲的效果[4]。當羊健康的時候，牠們嚐過含有破斧樹單寧的果渣後就謝謝再聯絡了。但當普洛凡沙讓所有的羊都感染一種寄生蟲之後，再提供半數的羊含有單寧的果渣，這時羊吃這種飼料的量就迅速增加。破斧樹單寧會讓牠們的身體狀況變得比較好，很快地，破斧樹單寧就變成了羊必吃的東西，牠們體內的寄生蟲數量也隨之下降。

這個實驗的意涵非常重大：植物的毒素不只是「有毒」而已，而且能夠讓食物更有營養，也能讓羊更健康。在其他科學領域中也紛紛出現類似的研究結果。例如，當燈蛾幼蟲受到寄生蟲感染時，牠們會想吃一種含有對這種寄生蟲有毒的生物鹼的植物。歐洲夜鶯偏好含有類黃酮這種次級代謝物的食物，因為能促進牠們的免疫功能。蜜蜂受到真菌感染時所產生的反應，是去尋找樹脂食用。黑猩猩受到寄生蟲感染後，會咀嚼斑鳩菊（bitter leaf），在一天後就能稍微痊癒。

味覺不只具有營養學學位，而且還有醫學學位，能夠引導羊及許多動物找到具有醫療成分的食物。普洛凡沙已經證明了這點。他設計的諸多實驗，都指出生病的羊會偏好與牠們所需藥物有關的味道，羊的確能夠靠著「吃」這件事而獲得健康。

植物透過味道與動物溝通

一個春天的午後，我和普洛凡沙開車到猶他州一座靠近綠谷生態學中心的山上。當年他在綠谷生態學中心時，是在實驗室中檢驗營養智慧，現在他想要看看在自然狀況

3. quebracho，產於美洲熱帶地區的一種樹木。
4. 原書註：這種果渣是葡萄榨汁後剩下的，沒什麼營養價值，所以羊通常也不喜歡吃，但可以用來測試醫療效果。

下，這種智慧是如何運作的。

我們沿著圍籬旁的小路行走。這道用金屬網搭成的圍籬旁穿過斜坡，以阻擋迷路的鹿跑進去踐踏花園，也讓小狗能在此自由奔跑。

我們走走停停，不時觀察植物，有雀麥、擬鵝觀草、箭葉香根菊等。最後普洛凡沙看到了他在尋找的灌木蒿。那一株還很年輕，大約三十公分高，去年開的黃色花朵已經乾枯了。

普洛凡沙用手指著山的方向問道：「你看那裡有很多灌木蒿嗎？」沒有，只有這邊的一株而已。然後他又指著圍籬的另一邊，那裡到處都是灌木蒿。

會有這樣的差別，關鍵就在於鹿。鹿會吃灌木蒿，牠們的身體能夠解掉灌木蒿中的有毒物質，因此，有鹿的地方就不太會有灌木蒿，在沒有鹿出沒的圍籬另一邊，灌木蒿生長茂密。

我體驗到生態智慧帶給我的震撼。前不久當春天降臨時，這座山谷是有鳥兒唱歌的樂園，長著毛耳朵的動物吃著開了花朵的植物，但現在我的認知則完全不同：這裡是個戰場，這些美麗的生物彼此獵殺，這中間有同盟、有敵人，而敵人的敵人則是同盟。在這樣危機四伏的地方，山羊、鹿和毛毛蟲要怎樣才能存活下來呢？

答案就在臉的中間——靠鼻子和嘴巴辨識味道。也就是市價高達三十五萬美元的氣相層析儀的天然版。

我嚐了一些灌木蒿，香茅、鼠尾草和胡椒的味道衝進腦門，綠色的葉片也有苦澀的味道。這是具有數百萬年歷史的化學策略。

不過我並沒有嚐出每種味道。只要一些種類的化合物，就能讓人聯想到純粹的香草萃取物，數百種次級代謝物中只要含有一小部分，就能讓植物有味道，這是經過設計的，味道就是訊息。

磷和維生素C之類的化合物不具揮發性，不會從食物中飄散出來，身體只能感覺到能夠飄散的浮動香味分子，然後把味道和攝食後效應（post-ingestive effects）連結在一起。一如普洛凡沙曾告訴我的：「味道就像標籤。」是動物能用來辨認與記憶曾吃過的食物的化學標籤。

味道是化學語言，是大地之母的舌頭。多枝山欖葉透過單寧與山羊「說話」；棉花葉藉由萜烯、倍半萜烯和醇類對黃蜂「說話」；水果用化學盛宴招來吃水果的動物；甚至連細菌都具有基本的化學偵測能力。不過如果味道是語言，那它也是一種特殊的語言，字彙所代表的意思會因為你是山羊、毛毛蟲、體內是否有寄生蟲，以及身體了解到哪些事情而有所不同。

對人類而言，灌木蒿又澀又苦；對山羊或是鹿而言，灌木蒿是能和多枝山欖葉完美搭配的組合；對於寄生蜂而言，順-3-己烯醇的意思是「這裡有毛毛蟲」；對植物來說，這意味著「我們受到攻擊了」；而對人類來說，那是草莓標籤中的一種關鍵成分。

味道的感覺就是營養的感覺

但我還是有些事情搞不清楚。羊到底是如何了解牠「需要」某一種特殊的礦物質呢？羊不會知道自己缺少了磷，也不知道多枝山欖葉中的單寧會和灌木蒿中的萜烯結合在一起，牠怎麼「知道」哪些該吃，哪些不該吃呢？

對於這個問題的答案，普洛凡沙和味好美技術研發中心的吉列的意見相同：所有對於味道的追尋都來自一件事，那就是「感覺」。

動物會渴望某些特殊的食物。像是羊如果感染寄生蟲，就會進入對某一種味道的需求狀態，好讓自己再度充滿能量並回復活力；懷孕的山羊則會對能提供胎兒蛋白質的味道產生渴望。對於美味的追求是驅動行為的能量，動物會吃自己需要的食物，因為這些食物嚐起來味道美好。

牛、山羊和羊在整個冬天只能吃乾草。普洛凡沙描述了這些動物在雪融之後，看到植物發芽時的興奮之情。他說：「當動物在吃美味的食物時，你會發現牠們非常滿足。」但山羊對於多枝山欖葉嫩芽的排拒依舊，完全不想吃。

普洛凡沙邊指著自己的手、手臂和身體，邊說道：「每個器官和細胞上都有類似在你鼻子與舌頭上的受器。」生物與外在環境溝通的方式，與身體內各部位的溝通方式相同，都是藉由在接受器上的化合物引發反應。這些事情全都發生在同一個回饋系統中，這個系統會告訴身體哪些是有益的，哪些則不是。

山羊一點都不笨，不會傻傻地只吃自己天生喜歡的食物，牠們會有需求狀態，會嗅聞、品嚐並吞下化合物。牠們具有好奇心、渴望、滿足和喜悅，同時也好惡分明，只要有些微徵兆就會讓牠們厭惡地轉身離開，對山羊而言，味道的感覺就是營養的感覺。

如果山羊知道「美味」這個名詞，那麼美味對牠們可能具有兩個意義，第一個是：

「我喜歡這個」，第二個則是：「這正是我身體需要的」。對山羊而言，這兩種意義指的是同一件事。

食物掉包手法——造假的自然，虛構的營養

在自然界，想吃草莓的慾望會讓你吃到含有維生素、植物化合物和些微糖分的水果。在超市，相同的慾望則會讓你吃進主要成分是水和糖的草莓飲料和草莓口味鬆餅。這些東西的包裝上有迷人的草莓照片，但不含真正的草莓，成分中只有合成香料和糖。

人類擁有身體智慧，還是營養白癡？

人類是營養白癡嗎？

看看人們吃的這些食物：多力多滋、可拿茲[1]、油炸蛋糕漢堡、會滋滋作響的醬汁、以培根為主料的甜點、切達乳酪煙燻熱狗、乳酪蛋糕，以及在佛羅里達州讓老鼠成

1. cronut，融合可頌〔crossaint〕與甜甜圈〔donut〕的做法，由美國糕點廚師所創，被〈時代雜誌〉選為二〇一三年最佳的二十五個發明之一。

癮的那些食物。

現在，六十九%的美國人不是肥胖就是過重。美國心臟學會建議，極度肥胖的人進行減重手術是「可行的選擇」。黛比「雖然已經不餓了」，但是每星期仍有超過四天會吃垃圾食物。五歲的兒童因為吃得太多而得到糖尿病。在印第安那州的歌利亞棺材公司會提供特大號的棺材。這種種現象都指出一個無法反駁的事實：我們的味覺非但與身體真正所需的食物間失去協調，而且正在戕害我們。

二〇〇四年，當「找尋新方向」（Sideways）這部電影上映時，梅洛（Merlot）葡萄酒就被打入冷宮[2]。但這和生物學一點關係都沒有，那部大受歡迎的電影並沒有使梅洛葡萄酒產生有毒的植物鹼，改變的是人的腦袋。科學家已經親眼目睹了這些改變。

加州理工學院曾進行一項實驗指出，如果人們被告知酒價比較貴，那麼它嚐起來就會比較美味，但事實上他們品嚐的都是相同的酒。當這些受試者啜飲葡萄酒時，功能性磁振造影同時也掃描他們腦部的活動，和愉快感覺有關的大腦部位就會如同耶誕燈飾般亮了起來（這也指出了營養的白癡行為和經濟的白癡行為之間有所關聯）。

經濟的白癡行為自有其錯亂的邏輯。在很類似普洛凡沙對羊做的一些實驗中，針對人類所做的味道測試，也一再出現對於味道會形成「習得的偏好」的現象，而這些味道通常都伴隨著熱量一起產生。我們喜歡培根的味道，也喜歡杯子蛋糕、薯條、多力多滋、洋芋片、冰淇淋與披薩的味道，因為這些東西在消化後會產生高熱量，科學家甚至目睹了在腦部掃描中這些味道偏好的運作。

普洛凡沙曾說，動物也喜歡熱量，因為沒有熱量就無法活下去。不過科學家對於人類和其他動物看法的一致性就到此為止了，這成為在科學的所有領域中最讓人不解的意見分歧之一。

其中一派，有動物學者、生態學者，以及普洛凡沙這樣的科學家，他們認為動物選擇食物和營養成分間有密切的關聯。（有位生物學家對我說這是「基本教義派」）另一個陣營主要是研究人類的科學家，這些人就像普洛凡沙的老同事們，會嘲笑山羊的愚蠢。對他們而言，「飲食能滿足需求」和「人類擁有身體智慧」這樣的概念全都只是酷炫的說辭。

2. 劇中主角說：「如果你敢點梅洛，我就走人！我不想喝任何一種梅洛。」

讓我們把這種看法稱為「熱量殭屍的美味理論」。這個理論認為，人類天生就被設定成要找尋「飲食熱量」，藉此也同時取得維生素和礦物質。《紐約時報》最近有篇專欄文章寫道：「人類之所以吃個不停，是因為我們觸目所及都是超級豐盛的食物，我們注定會隨著演化而讓體重增加。」按照這個說法，肥胖是命中注定的，人類終會走向末路。

雖然在已開發國家中，營養的白癡行為像是流行病一般普遍，並且在「致死率最高的可預防疾病」中排名第一，但是我們依然有一線希望，因為人類有時的確也會短暫出現營養智慧般的行為。

讓嬰兒自主擇食的實驗

當人缺水的時候，就會渴望喝液態飲料（這種感覺叫口渴）；缺鹽的時候，就會渴望補充鹽分，這是自然的生理反應。十九世紀末期，在加拿大極地的探險家靠著精瘦的兔肉維生，吃下的蛋白質超過身體所需的份量，因此他們發生了蛋白質中毒，變得越來越衰弱，伴隨的症狀有腹瀉、噁心與頭痛。他們開始渴望一種能讓營養失調迅速恢復平衡的物質：脂肪。

在熱帶，懷孕的婦女通常要克服吃泥巴、黏土或是污泥的強烈慾望，這是一種稱為「食土癖」的行為，所有的動物都可能出現這種現象，包括普洛凡沙飼養的羊和亞馬遜地區的鸚鵡。儘管這些吃土的婦女飽受嘲弄，但依然無法克制自己的行為。有證據指出，吃土能夠矯正她們身體中礦物質失衡的現象，並有助於排出毒素（這些毒素對於成人的身體無害，但會讓發育中的胎兒出現異常）。只有在熱帶地區才會發生這種事情。（附帶一提，Craveworthy 糖果公司生產的「喬治亞州白土」一包五美元，可在線上購買。）

一九二六年，芝加哥的小兒科醫生克拉拉．戴維斯（Clara Davis）曾進行一項持續數年的驚人營養學實驗，她說服了幾位未成年媽媽和寡婦，讓她代為照顧她們的小孩長達六年。

一共有十五位嬰兒參與實驗，年齡從六至十一個月大不等，他們從來沒有接觸過「成人吃的一般食物」。在這個實驗的飲食中，嬰兒可以吃在飲食清單中的任何食物，包括水、馬鈴薯、燕麥片、大麥、牛肉、羊肉、肉凍、胡蘿蔔、蕪菁、鱈魚、桃子、蘋果、魚、柳橙汁、香蕉、牛奶和甘藍菜等，共有三十四種食物，這些全都是天然食材，其中不含糖、奶油、牛油或乳酪，也沒有洋芋片，但是可以用鹽來調味。每種食物都是全天候供應。這是用來測試「自主擇食」的實驗：食物都放在嬰兒面前，但是不會鼓勵他們要吃哪些特定的食物，即使他們只想要啃自己的手指也沒問題，他們要吃什麼或是吃多少，完全由自己決定。

當時普遍的科學觀點是，兒童的營養白癡行為最為嚴重。當憂心忡忡的母親對醫生說小孩不肯吃蔬菜時，醫生會建議就讓小孩子餓到想吃為止。因此戴維斯醫生想知道，當嬰兒從母乳轉換成吃一般食物時，如果放任他們不管，他們到底會吃什麼？

答案是：他們什麼都吃。剛開始的頭兩個星期，小孩會把所有食物都各拿一點來吃吃看（據普洛凡沙說，這和山羊做的事如出一轍）。但是慢慢地，他們就各自發展出對於食物的偏好，不過這些喜好也會突然改變，而且無法預測。例如，孩子喜歡從牛奶、肉類、肝臟和腎臟中獲取蛋白質，而捨棄植物性蛋白質來源。有些孩子吃的東西則怪得嚇人，像是有個小孩就會拿一大杯柳橙汁和肝臟當早餐，還有個小孩是拿雞蛋、香蕉和牛奶當晚餐。

不過整體而言，孩子們所挑選的飲食是非常均衡的組合。戴維斯說他們「頭好壯壯」、「不知便祕為何物」，即使感冒，三天後就痊癒了。當小孩持續成長且需要蛋白質的時候，蛋白質的攝取量就會暴增；當生長速度減緩、活動量增加時，攝取的能量也會增加。

有次因為急性費弗淋巴腺熱（現在叫做「單核白血球增多症」）大流行，孩子們就如同保齡球般紛紛倒下，當他們痊癒後，生牛肉、胡蘿蔔和甜菜的攝取量突然大增。

在研究剛開始進行時，有幾名嬰兒的健康狀況不佳，其中四個營養不良，三個罹患佝僂症（這是因缺乏維生素D造成的症狀）。事實上，實驗中所接收的第一個嬰兒就患有嚴重的佝僂症，因此每餐都要給他喝一小杯魚肝油。兒童討厭魚肝油是眾所皆知的，但是這個小孩子會依照自己的意願，「不規律地食用不同的量」，直到他恢復健康為止，之後就一滴都不碰了。

戴維斯發現，這些孩子都是營養學大師。直至研究結束時，他們整體的健康狀況都很好，一位小兒科醫生就說：「從生理和行為的角度來看，這是我見過在同年紀的兒童中最棒的一群。」

這些孩童最喜歡的食物之一是水果。如果先不考慮水果中所含有的纖維素和維生素，水果可能是營養智慧的最佳案例之一。我們會喜歡成熟的水果，其中含有的糖分遠超過未成熟的水果，所以喜歡成熟的水果的確是熱量殭屍會做的事。

人類最喜愛的次級代謝物——葡萄酒

但是也不要這麼快就下結論。水果是否適合食用，決定的因素不單只有「糖分」這件事。水果在成熟時，果皮中含有大量礦物質、顏色化合物和香氣分子，當這些次級代謝物混合在一起，就能把難吃可厭的果實變得色彩豐富、甜美多汁，充滿吸引力；但是如果過熟，其中的維生素、果酸和次級代謝物都會減少，完美的組成比例也消失，果實變得死甜，讓人避之唯恐不及。

因此，水果的好壞並不只與糖分有關，和次級代謝物也關係密切。通常，水果和蔬菜的味道越重，代表含有的次級代謝物濃度也越高，這種現象是味道稀釋的相反。舉例來說，阿道爾夫芒果（Ataulfo mango）有著金黃色的甜美果肉，含有的次級代謝物濃度是一般芒果的兩倍以上，墨西哥人稱之為「芒果之王」。另外，「野生」藍莓果實小，吃起來味道濃郁，而且與過大的「肉雞」藍莓相比，也含有更多次級代謝物。

如果人類對水果的喜好不只是因為裡面含有很多糖分，那麼你或許可以合理推測，應該有些例子能夠說明人類不是為了糖，而只是要攝取植物次級代謝物的例子。

有個歷史悠久、產值高達數十億美元的龐大產業，就能製造大量的濃縮次級代謝物。在與味道稀釋對抗長久又大規模的戰役中，這個產業大獲全勝。

該產業的農民偏好種植果實較少，但次級代謝物濃郁的古老品種。他們把這些植物種植在山坡上，讓它們處於「掙扎」的抓地狀態，以便動員自身的防禦系統，使果實充滿次級代謝物。在結果季節中旬，農民會在作物之間往來穿梭，摘掉長得好好的果實，讓剩下的果實少得可憐，但在化合物上卻占盡優勢。這些果實在摘取之後會用來榨汁，製作出來的飲料糖分低，並裝在瓶中販售。愛好這種飲料的人們，會討論從這片土地製造出來的這種瓶裝飲料，喝起來遠勝於在數十公里外土地所生產的飲料。這些人所討論的優劣差異，不論聽起來有多麼矯飾做作，卻都所言不假，而且這樣的結果都和植物次級代謝物有關。如果這些化合物越迷人，飲料的價格就越高。

你一定聽過這種不尋常的飲料，它叫做「葡萄酒」。

香草和香料為何有益健康？

最後來討論人類「喝茶」這件事。我們當然不會像山羊那般咀嚼摩門茶，但人們的確會用摩門茶來泡茶（通常在內華達州的妓院中會提供），也會拿灌木蒿，以及另一種產於亞洲、含有大量次級代謝物的植物葉片來泡茶，這種現象非常普遍，我們幫這種植物取了一個名稱叫做「茶葉」。茶葉就是用熱水沖泡後會冒著蒸氣的次級代謝物。

人類也吃葉片，例如萵苣，而且人們最愛的葉片有些含有的次級代謝物之多，遠超過山羊吃的葉片。此外，食用的一些稀奇樹皮和種子，含有的植物化合物也多到爆。我不是指那些偷偷摸摸在亞馬遜網站上販賣苦得讓人皺眉的草藥茶賣家，我說的是美國人去年消費了五億噸的那類食物。

考古學家認為，人類把這類奇特且強效的植物納入飲食中，至少已經有六千年的歷史（在尼安德塔人的牙齒上甚至就發現了這類食物）。我們喜歡這類食物，甚至曾經為了搶奪它們而發動戰爭。凱斯特納的職業就是成噸成噸地購買這些植物。沒錯，我說的就是香草和香料。

人類之所以對食物感興趣（至少在除去生理與營養需求的因素外），應該還有除了「熱量」之外的因素。如果我們只是需要熱量，那麼磨肉荳蔻的原因何在？為什麼在燉東西的時候要放進幾片鼠尾草葉子或是一顆丁香？對熱量殭屍族而言，他們絕不可能認為「美味」居然是來自充滿化合物的植物。

對於人類之所以使用香草和香料的標準解釋是：這是源自於當年使用這類植物保存肉類的殘留習慣。這聽起來有幾分道理，因為香料的確具有抗菌的特性，只是效果有限。但這無法說明為何蔬菜料理也使用香料；或是在歐洲英國和荷蘭這些比較寒冷的國家，貴族願意付高到離譜的價格，只為了灑一些熱帶香料到食物上，這些國家的氣候並不炎熱，肉類不太容易腐敗。還有，在這個冰箱普及的年代，許多食物都已經走入歷史，再不復見，例如稀粥、酸奶、蜂蜜酒、鹽醃牛肉、老化麵包、無氣啤酒，為何我們依然還緊抓著這個明顯已經過時的方式呢？如果香料是歷史遺物，為何從一九一八年至今，使用量增加了五倍之多？

這些都在在向我們提出了幾個明顯的問題，例如：香草和香料是否具有攝食後效應？對身體又是否有益？

這些答案是肯定的。芫荽「能夠抑制因脂多醣體而活化的巨噬細胞中細胞核轉錄因子（κB）的啟動，以及絲裂原活化蛋白激酶（MAPK）的訊息傳遞，藉此抑制誘發炎媒介物（LPS）的基因表現。」茴香萃取物具有「抑制急性發炎和次急性發炎疾病的效果」；生薑能夠緩解孕婦噁心與嘔吐的症狀，殺死癌細胞，幫助調整血壓；蒔蘿能夠增加皮膚彈性；羅勒能夠殺死細菌，預防發炎，並且降低高血脂老鼠體內的膽固醇；肉桂能夠降低第二型糖尿病患者的血糖；黑胡椒具有抗憂鬱的效果，並能刺激消化道；丁香能夠調節血小板的活性。新加坡的老人吃了添加鬱金（讓咖哩呈現黃色的食材）的咖哩，認知功能要比沒有吃鬱金的好，鬱金也被認為可能有抗寄生蟲、保護心血管和抗癌的功效。要在哪種香草或是香料中，找不到抗氧化劑或是不具備某種程度的抗癌、抗菌效果是滿困難的。

但重點是，這些香草和香料所產生的效果並不明顯，如果真的很有效，你就得先從醫生那裡取得處方箋，才能到超市的香料櫃購買。人類吃香草香料的方式和吃藥的方式不同，人類吃得少，但是一直食用了幾十年，所以重點是：這些些微的劑量在我們一生中會發揮什麼效果？

在我們回答這個可能暫時無解的問題之前，可以先回想一下，植物之所以製造次級代謝物，是為了對其他生物造成影響，例如殺死細菌、驅趕山羊或昆蟲、吸引蜜蜂、對同伴發出警訊等；也就是說，植物是因為其他的生物而製造這些化合物。

這些化合物對人類的健康效益目前還沒有完全揭曉，原因之一是，像芫荽和羅勒等是天然植物，無法申請專利，因此我們不會花大筆錢研究。另一個原因是，要長時間研究低劑量造成的微弱效果是非常花錢的，而且也不會產生如吃藥般清楚而明顯的效果。

不過最主要的原因是，消極的預防方式一直都不像積極的治療手法那樣吸引人。在為了寫這本書而進行研究時，我訪談過幾十位科學家，沒有任何一位懷疑植物製造出來的特殊化合物，是蔬菜水果對身體有益的重要原因，而讓科學家想要把這些化合物製成藥丸的原因，就是希望能夠確實掌握化合物的療效。

隨鄉愁加重的壞血病

營養智慧中最動人的故事發生在一七四一年的六月十日，大不列顛帝國一艘具有六十門砲的高桅橫帆船「百夫長號」上。

兩個月前，這艘遭受暴風破壞的船艦繞過南美洲的南端時，船員發生了嚴重的疾病。疲倦、打顫、發抖與斑疹傷寒擊倒了他們，在四月就有四十三人在海上死亡，到了五月，死亡的人數幾乎倍增。此外，有些人久到已經忘了存在的傷口又開始流血了。有位水手五十年前曾在一場愛爾蘭的戰役中受傷，他在半個世紀以前已經癒合的骨頭又碎裂了，傷口「不但破裂，而且看起來就像從未癒合的樣子。」在船靠岸的時候，已經有兩百多人罹病。

百夫長號船員得的是壞血病。現在我們知道這種疾病是由於缺乏維生素C所造成，但在十八世紀，每個人都胡亂猜測病因，致病理論的層面從吃太多鹽、血液酸性過強、無聊，到身體渴望接觸泥土等，不一而足，但不論原因為何，味覺都知道治療的方式。

百夫長號的隨船牧師寫道：「我們的狀況悲慘。我們渴望土地，也渴望見到陸地上生長的植物（在海上發生壞血病時，這種現象會持續出現），當我們看見海岸時的熱情和狂喜程度，簡直不可思議。」在胡安．費爾南德島上，船員發現了水田芥、馬齒莧、「美味」的野生酸模[3]、大量的蕪菁和櫻桃蘿蔔，以及一種聞起來有大蒜味的苔蘚，他們表示，這些古怪的植物「讓我們的味覺滿懷感激」。

突然有想吃水果和蔬菜的慾望，是壞血病的特徵之一。同時代的一位海軍軍醫寫道，壞血病患者會「竭盡所能，只為能看到水果」。而一旦吃進嘴裡，「整個人都會為之振奮，吞下果汁，便彷彿如獲至寶。」蘇格蘭的醫生林德則證明了柑橘類的果實能夠治療壞血病，這也是第一個現代的臨床實驗。他指出：「大自然能指引治療的方式。無論是無知的水手和受過良好教育的醫生，都會同樣焦急地渴望能吃到綠色的蔬菜，以及陸地上的水果。」

隨著壞血病的病情加重，病人會出現對於食物、家鄉和土地的渴望，力量之強，會讓水手委靡不振、意志消沉，並且處於悲慘的思鄉病中，這種現象稱為「壞血病鄉愁」（scorbutic nostalgia），維生素C的學術名稱「抗壞血酸」就是這麼來的。

我們現在會對這種營養缺乏症有所了解，是因為一些相關的可怕症狀，如：潰瘍、皮膚發黑、口臭，以及口中牙齦組織異常的大量流血。當時這種疾病因為引發欲求而廣為人知，所有的船員因遠離家園，在海上缺乏補給品，而受到誘因明顯的攻擊。可以

3. 來自於北亞和歐洲，含有豐富的維他命A、維他命C及草酸，草酸導致此植物嚐起來有酸溜的口感，常被作為料理調味用。

說，壞血病是人類處於需求極限狀態的表現。

健康的食物比較難吃？

比較近期的營養智慧故事是始於一九九〇年代初期，主角叫蓋瑞．波尚（Gary Beauchamp），他擔任美國莫耐爾化學感官中心的主任長達二十四年，畢生都在研究味覺與嗅覺。

當時，製造傷風感冒藥檸適（Lemsip）的英國藥商，因為有個與味道有關的問題，而與波尚聯絡。這個藥物前不久曾更改配方，加入了抗發炎藥物伊普芬，也就是止痛藥安舒疼的成分，結果消費者對此感到不適應。之前顧客都喜愛檸檬冒熱飲，但他們覺得現在的新藥味道變苦了。

波尚與同事們嚐了純的伊普芬後，發現服用檸適的消費者其實錯了。伊普芬並不苦，而是會引發有點類似辣椒引起的灼熱感，而且這種感覺只會在喉頭後方出現。

後來，波尚的同事向檸適製造商提出一些可能降低喉嚨燒灼感的建議。然而，波尚直到一九九九年才更進一步仔細思考伊普芬的味道問題。那時他在義大利西西里海岸邊的古城埃里切參加一場會議，從西西里島首府巴勒摩前來的兩位物理學家各自帶了橄欖油，招待大家嚐嚐。橄欖油倒入小玻璃杯後，客人們先是嗅聞，啜一小口，在口中攪動與空氣混合，最後吞下去，就如同品酒般。波尚回憶道，當初他喝了一口之後說道：「怪怪！這和我嚐伊普芬時喉頭的刺激感是一模一樣的。」

瞬間，波尚心中已經有個理論成形，那就是：橄欖油中含有某種抗發炎物質，這種物質所參與的代謝過程和伊普芬相同，而且這種抗發炎物質和以有益健康聞名的地中海飲食有關。

回到莫耐爾化學感官中心後，波尚倒了一杯橄欖油給他同事，對方一嚐便說：「你幹嘛放伊普芬進去啊？」彼時，也已經有研究證實橄欖油中的確含有某種抗發炎物質，這種具防禦功用的植物次級代謝物稱為「橄欖油刺激醛」，能夠刺激在人類喉嚨中發現的一種受體，就和伊普芬抗發炎的路徑是一樣的。在一篇發表於《自然》雜誌的論文中，波尚推測地中海飲食中固定低劑量的橄欖油刺激醛可能有益健康，例如降低癌症、心臟病以及阿茲海默症的發生率。

最妙的是，人們對於橄欖油刺激醛的感覺。剛開始品嚐橄欖油的人並不喜歡這種油，因為會讓喉嚨癢癢的；但是對於行家來說，這種喉嚨燒灼的感覺正是品質的象徵。橄欖油愛好者是以咳嗽的次數來評比橄欖油的等級，像是一咳、二咳或是三咳（咳越多次就代表越好）。歐盟官方公認喉嚨有燒灼感是好橄欖油的特質。這聽起來和營養智慧驚人地相似。科學家認為，喜歡優良的橄欖油是習得的偏好，而美食家則認為這是「後天養成的口味」，第一次吃的時候你不會喜歡，但是一旦身體察覺到橄欖油的好處後，這種油在意識上就會變美味。你會知道喉嚨有燒灼感是好的，因為這有益身體健康。

順便一提，波尚有許多與食物有關的有趣故事，以下是他告訴我的其中之一。數年前，他參與一個能夠申請專利的計畫，方案是要餵雞吃香料，好讓雞肉能更美味。他找了大型雞肉公司的執行總裁，兜售這個好點子，但對方說明了這個點子行不通的原因。他告訴波尚，雞隻不會使用到的部位會加入雞飼料裡，餵給雞吃，因此，一般的雞便會吃到被餵食了香料的雞，這樣吃香料的雞和一般的雞就無法區別了。然後，這位執行總裁說：「但如果你能給我一種讓雞肉吃起來會像雞肉的調味料，那我絕對買單。」

為什麼義大利人吃不胖？

說到味道，如果人類真的是熱量殭屍，為何大麥克、雪糕、氣泡飲料，以及連鎖歐式自助餐中的焦糖噴泉沒有成為最具有吸引力的美食？而且，有錢人應該都很胖，因為口袋深的「好野人」大可讓自己吃進更多熱量（根據統計，有錢人通常也比較瘦）。

在價格昂貴（通常食物也是最美味）的餐廳中，沒有滿是吃個不停的大噸位饕客。高級餐廳的客人通常身材苗條。他們會點充滿油脂的小塊生魚片，這種魚恰好含有對大腦有益的ω-3脂肪酸。他們也會品嚐剛採摘的新鮮蘆筍，或是嫩煎大蝦佐點滴在盤子上的牡蠣醬與撕碎的海草。他們吃得貴，但吃得少，也沒有在內心暗自抵抗想要吃芝心披薩和喝超大杯氣泡飲料的慾望。如果要從飽含油脂的生魚片和芝心披薩兩者之間做選擇，絕大部分的人都會選擇吃魚。而在高級餐廳工作的廚師，畢生都在追求飲食的美味，他們能隨心所欲接觸到排名在前百分之一的美食，也能同時節制飲食量。如果你想要發福，就不會光顧需要提前三個月預約的熱門餐廳，你會去連鎖餐廳。

這個現象讓我們又想到義大利。這個國家有著可謂世上最傲人的美食，人們對飲食充滿熱情，甚至會因為料理菜餚方式的歧異而仇視對方，但是義大利卻見不到滿街都是胖子的景象（日本人和法國人也以美食聞名，他們的身材同樣也都很苗條）。廣受熱愛的義大利料理包括了各式各樣的食材，例如苦的餐前酒、苦的菊苣、續隨子、橄欖、鹽漬魚卵，以及只要啜一小口就會讓你的喉嚨燒灼，然後說話方式像是教父的橄欖油，這些現象都推翻了熱量殭屍理論。在義大利的美食國度充滿你一開始不會覺得好吃，而需要後天培養品味的食物。

除此之外，義大利飲食背後也有傲人的營養學研究支持著。近幾年來，一些專業的研究大量出現，證明了地中海飲食對於健康的長遠益處。要特別說明的是，我們這裡所說的「飲食」，和那種人為的、要讓你在兩週內速效減去十公斤的「節食」並不同。地中海飲食能夠減少肥胖機率，預防心臟病、中風和第二型糖尿病、老年人的慢性疾病，並且減少慢性發炎。除此之外，地中海飲食也非常美味，好吃到能夠讓你不用在分量上動手腳就覺得美味，不需要一直加糖、脂肪、鹽、碳水化合物和甘味劑，也無需每餐都灑上調味料。

飼料甜味劑能提高動物的食慾

人類其實跟山羊很類似，兩者都有類似的化學感覺器官，也就是鼻子和舌頭，也有相同的內在回饋機制，但是人類並沒有好好運用這些工具。

現在將場景拉回到當初的綠谷生態中心，普洛凡沙告訴我這個問題的原因何在。那時，他用透明塑膠袋裝著一種稱為速甘蜜[4]的灰白色粉末，這種一袋兩百五十五公克的調味劑，價格是五美元，可以為一噸多的牲畜飼料調味。他打開袋子後，我湊近一聞，光是吸了一口，那味道就讓我頭暈目眩了。那種感覺就如同有輛油罐車滿載著奶油糖漿、黏稠的焦糖糖漿和棉花糖，然後被八千萬噸的炸藥擊中，甜膩氣味刺激著我的鼻腔。

接下來，輪到羊來產生多力多滋效應了，看看這六隻羊是想吃磨碎的乾草，還是磨碎的乾草再加上速甘蜜。當普洛凡沙在解釋劑量、餵食時間等步驟時，沒察覺到速甘蜜

4. Sucram，在小豬飼料中廣泛應用的一種甜味劑。

的袋子上有個針孔大的細小破洞，讓一些粉末灑了出來，香味飄散在我們四周，我們像是要趕走蚊子般揮舞著手臂，想讓味道不那麼嗆鼻。那氣味讓我忍不住咳嗽，咳出黏液的味道像是加了鹽的焦糖。

而羊則喜歡這個味道。六隻羊中有四隻把整個頭都埋在飼料槽中，你只能看到牠們毛茸茸的小耳朵來回移動。十分鐘後，結果非常明顯，愛吃速甘蜜的羊，數量是不喜歡吃的兩倍，牠們吃的草料也比平常多出十五％。普洛凡沙重複進行這個實驗，一次換成蘋果香料，另一次則換為甘味香料，最後證明每頭羊對於味道都有各自的偏好。

這種欺騙的循環就像是將廉價的物品經過精美包裝後再加以販售。羊被調味劑騙了，牠們正在吃的東西跟牠們認為的並不相同。在添加了速甘蜜的飼料中，甜味和奶味會讓牲畜想起母親的乳汁，因此這種調味劑對豬仔特別有效。速甘蜜讓農民可以把「母乳」的標籤，貼在其他的飼料上，包括乾草、玉米、大豆，或是任何東西也都可以。這種甜味能提升味道，讓牲畜吃得欲罷不能。

這種狀況聽起來像是造成了「營養紊亂」，不只添加速甘蜜能讓沒味道的飼料變得比較美味，同時也能增進「飼料效率」，讓牲畜變得更重，這對於注重牲畜體重的農民而言是個好消息。

利物浦大學曾進行一項研究，更進一步揭開這個現象背後的一些生物學原因：甜味受器不只存在於嘴巴，在消化道裡也有；所以，速甘蜜中的人工甜味劑會刺激小豬腸道中的甜味受器，進而刺激釋放消化酵素，讓消化道增加對營養的吸收。

人工甜味劑騙得過味蕾，卻騙不了身體

那麼，在人類身上也發生類似的事情嗎？或許在減肥界最不為人知的祕密，就是人工甜味劑的效果似乎沒那麼好。許多研究指出，那些使用人工甜味劑的人，得到肥胖症、代謝性疾病、高血壓、中風、心臟病和第二型糖尿病的機會都大增。這當然可能是倒因為果的結論，因為那些人會使用人工甜味劑，是他們本來就已經是胖子，又或是已經快得到糖尿病了（這樣看來，人工甜味劑顯然也沒有幫到忙）。不過，有其他原因讓人相信問題可能並沒這麼簡單。

人工甜味劑在老鼠身上，會引發「代謝紊亂」，在這種現象中，甜味失去了本身的意義，身體不再認為那是即將取得的熱量，這也使得老鼠因為吃得太多而讓體重增加

（這與「營養智慧」恰恰相反）。

神經學家提出假設：如果食用人工甜味劑「破壞了甜味和熱量之間的關聯」，那麼這種關聯性應該可以在人類的大腦中觀察到。在一項類似黛比的奶昔腦部掃描實驗中，讓受試者吃糖，結果發現食用人工甜味劑的人腦中，杏仁核（人腦負責感覺的部位）的發亮狀況的確不同。更近期的一項研究還發現，高濃度的人工甜味劑會刺激脂肪細胞的形成，這代表的是：你可以欺騙舌頭，但是無法欺騙身體。

香菸加料，讓人越抽越上癮

當然，你還可以欺騙鼻子。我們超級敏銳的鼻子不但常被愚弄，甚至有人還因此致富。最能清楚說明這種狀況的案例並不是食物，而是另一種能刺激人們重複使用，並因此提高用量的物品——香菸。

香菸就像玉米片、洋芋片、冷飲、沙拉醬、雞塊和乳酪蛋糕一樣，都是經過調味的產品。那些擁有高學歷的人們，從香料公司大桶買進香料，放進香菸中，繼而賺進大把鈔票。最近菲利普・莫里斯國際菸業公司所刊出的徵人啟事就寫道：「擔任該職務者，要能夠在創造與發展香菸味道系統中，扮演整合性的角色。」要負責的工作事項則包括「確保香菸的香料與其應用方式，能夠從實驗室轉移到香料製造設備與香菸製造設備上。」之後，調香師的藝術天賦將由一個「受過訓練的抽菸委員會」來評估。

要知道有哪些香味化學物質能添加到香菸中，得靠點運氣才行。無論是香菸或食物用的香料，都是使用語意模糊的「概括性用語」[5]，諸如「天然」、「人工」。不過根據雷諾菸草公司所公布製造香菸的材料看來，裡面共有一百四十五種成分，其中香料就占一百三十一種，比例高達九成。這些香料的名稱是：「堅果味」、「奶油味」、「木頭味」、「滑順感」、「奶油糖果味」等。在一九七二年一份名為〈香菸產品添加的菸草香料〉的文件中提到：「對於抽菸者來說，甘草的味道能夠賦予香菸成熟而甘甜的木頭味，這種味道在合宜的使用量下，能夠大幅增進產品品質。」同年一份業界報紙更明白指出，添加香料的預期效果是「能讓產品賣得更好」。

這些化合物已經潛伏在主流的香菸界幾十年了，不過近年來，香菸中的香料已不再

5. umbrella term，意思是「總稱」，是指一個詞的涵義包括許多不同類型的特定事物。例如，香草（herbs）是umbrella term，可以是迷迭香、百里香、羅勒……等不同種類的香草植物。

神祕，沒有那麼難以捉摸了。其中，有讓人覺得興奮的味道，諸如法國葡萄、巧克力薄荷、櫻桃口味，還有像小豬喜愛的速甘蜜等。由於年輕人也喜愛加味的香菸，因此聯邦政府在二〇〇九年明令禁止生產加味菸[6]。現在的高中生菸槍是改抽另一種加味的細雪茄。一九七二年，就有香菸業者坦承：「因為年輕的吸菸者能夠接受這種產品的口感和香味，所以會抽得更凶。」[7]

這是典型偷樑換柱的掉包手法。香菸披著聞起來熟悉、健康且天然的味道外衣，然後將一種強而有力的副產品悄悄送進你的身體，那就是：尼古丁。

以假亂真的虛擬香味無所不在

食物也是依循相同的偽裝模式，而且我們運用這種模式的技術也越來越好。以往，從天然化合物中找出各種味道化合物，然後在工廠中大量生產，往往需要經年累月的時間，光是香草就花了一百年。但現在我們只要幾個星期，甚至幾天，就能夠完成這個工作。香料公司會派出研究團隊，到雨林或是橘子園中找尋能讓人眼睛為之一亮的新味道，然後這些化合物會被帶回總部分析，再加以複製。

二〇一二年，全世界最大的香料製造商奇華頓風味香精公司就派了一個探險隊到墨西哥，希望能製造出「真實的芒果香料」。該公司甚至研發出一種稱為「虛擬香味合成器」的機器，這種喇叭狀的機器能夠即時混合各種香料，直到出現最理想的「櫻桃」或「草莓」香味。奇華頓也和一個專門研究兒童口味的「兒童委員會」機構共同合作，只要用滑鼠點幾下，這台虛擬香味合成器就能調配出深受小孩喜愛的完美櫻桃香味。

我們對於模擬的假香味對牲畜動物會產生什麼效果想知之甚詳：在普洛凡沙的實驗中，在飼料中加入香料，羊在隔天就會吃進更多飼料。義大利的科學家是把黑麥草或苜蓿的香料灑到麥稈塊上，結果顯示山羊的確比較喜歡調味過的麥稈塊（尤其是黑麥草風味）。日本畜產草地研究所的科學家則是把香料灑在乾草上，後來也得到同樣的結果。如果是為了讓山羊或羊吃乾草，這種結果的意義可能是正面的。但如果發生在兒童

6. 前澳洲、巴西、歐盟已禁止所有加味菸，美國、加拿大則已禁止薄荷菸外的加味菸。
7. 原書註：新的電子香菸頗受歡迎，口味高達數千種，包括黑莓、櫻桃、肉桂、棉花糖、芒果和蜂蜜口味。不過增味劑被濫用的最嚴重例子，是為了享樂、有「嗎啡棒棒糖」之稱的口服芬太尼。這種藥原本是給癌症病患使用，但也深受非病患者的歡迎。這種藥的錠劑部分位於短棒子的尖端，其中含有芬太尼（這種鴉片類藥物的強度是嗎啡的五十至一百倍），並且添加了「人工漿果風味」。

身上呢？一個七歲的小女孩會喜歡喝一瓶單純的糖水嗎，答案是：「不」。（我試過了，我的孩子就跟我說：「爸爸，這很噁心，太甜了。」）但是在糖水中添加一些香料之後，小孩子會覺得那嚐起來像是果汁，就能把整瓶喝完了。

每年都有無數由香料工廠粗製濫造滿足人類慾望的化合物，噴灑、灌注在食物中，而人們卻一直在吃這些超級不健康的食物。人類打造假食物的能力如此高強，使得分占可預防死亡因素首位與次位的抽菸和肥胖，這兩者間有共同的相似性。

假天然、真添加的超市食物巡禮

當羊吃完加了速甘蜜的乾草後，普洛凡沙和我下山回到洛根。我們要繼續尋找偽食物更多重的面貌，而我在一家藥局購買電池時，就親眼目睹了這個狀況。

當時有兩個男孩在結帳時，掏遍身上所有的零錢，想要買兩罐亞利桑納水果飲料。他們年約十一歲，還是發育尚未成熟的孩子，但已經處於農夫所謂「能出貨」的狀態了；一層厚厚的脂肪讓他們的五官皺成一團，肥胖的肌肉像是裝在碗中的軟糖那般抖動著。他們已經到達牲畜的最佳狀態：年輕而豐厚多肉。他們的球鞋由於持續過度承受體重已經破損。他們的膝蓋，讓我預想到他們未來可能面臨的關節置換手術。

接著，我們到超市，尋找攝入性刺激物、觸發物質和調味劑，也就是那些「天然」香料、人工香料、味精，以及其他能夠刺激受器的原料。我們在第一個貨架上就看到了，在蛋糕用的奶油糖霜、餅乾，還有櫻桃乳酪蛋糕裡都含有這些東西。普洛凡沙拿起一罐藍色餅乾用的糖衣說道：「這玩意兒看起來就有毒。」

在鷹嘴豆泥、西谷米布丁、蜂蜜奶油、奶油、牛肉醃料、水果棒和穀物棒中也都含有調味劑。普洛凡沙指著一盒家庭號的藍莓鬆餅說：「我想知道在吃自然的藍莓，還有吃這盒鬆餅時，感覺會有何不同。」這盒藍莓鬆餅旁放的是草莓鬆餅和蘋果肉桂鬆餅，它們全都含有合成香料。

我問普洛凡沙，羊和山羊在面對同一種口味，卻分別含有不同營養成分的食物時，對牠們的營養智慧有什麼影響。普洛凡沙回答：「牠們會被搞混。」

我們繼續在靠牆的貨架上尋找偽食物。這個區域有「超市的健康地帶」之稱，但是依然逃不出調味劑的魔掌。在杏仁奶和豆漿中含有「天然香料」（以及一大堆的糖），每一種優格中也都添加了「天然」香料，連在「愛寶牛肉館原裝狗食」中也不例外。

在超市中，最讓人目瞪口呆的地方是飲料區，那裡有滿滿的糖水，假裝自己是森林中最有營養的植物。包括標準的常見飲料，例如七喜（檸檬萊姆口味）、Canada Dry（薑汁口味）、A&W（麥根沙士口味），以及百事可樂（可樂果[8]口味）。也有當地的特產商品，例如「鄉村時光」（這也是檸檬口味）。不過這些飲料現在正與其他新一代的飲品相互對抗著，以爭奪有限的貨架空間，那些飲料有Honest Tea、SoBe、Peace Tea、neuro SONIC（含有白藜蘆醇，號稱能提升「心智運作的效能」）。「亞利桑納」這個品牌的飲料放在與視線等高的最佳位置。在我的堅持之下，普洛凡沙勉為其難地選了一罐亮紫色的葡萄飲料Grapeade。

在此，就這種飲料來談一下掉包手法。它的名稱中有「葡萄」，但是在成分清單中列在最前面的是過濾水，其次是高果糖玉米糖漿，而梨子汁的含量比葡萄還多。它喝起來之所以像葡萄，是因為其中排在第六位的「一些天然香料」的成分，其中很可能含有會讓人感覺到葡萄味道的胺基苯甲酸甲酯。但是我無法得知實情，因為當我詢問亞利桑納飲料公司時，得到的回答是：「這是我們公司的獨家配方。」

這樣的掉包手法不只用在味道上。在外包裝的另一面有個大大的粗體字寫著「抗氧化」，旁邊則以較小的字體寫著「維生素C」和「抗氧化物」。維生素C的確如包裝上說的那樣是抗氧化劑，但是它在成分中排在最後面，表示這是含量最少的成分，而且在這罐飲料中也只有一種抗氧化劑。但是在真正的葡萄中，抗氧化劑的種類則多到數不清。

在停車場中，普洛凡沙拿著那罐葡萄飲料時的不安與緊張感，就像從哥哥那裡偷了大麻的小孩子般。他打開罐子，小心翼翼地啜一小口後說：「如果我只喝一小口，我的確可以感覺到葡萄味和甜味。」之後他又喝了一點說道：「但如果我喝了半罐，感覺就會很糟，對我的身體也會產生不良的影響。」於是，他把那罐偽葡萄汁丟到垃圾桶了。

在自然界中，想要吃草莓的慾望會讓你吃到含有維生素、礦物質、纖維素、植物化合物和些微糖分的食物。如果在超市，相同的慾望則會讓你吃進主要成分是水和糖的「草莓可樂達」飲料，以及草莓口味的鬆餅，還有小朋友吃的優格點心。這些東西的包裝上有迷人的草莓照片，以及能讓小孩子覺得雀躍的味道，但是其中沒有真正的草莓，只有合成香料和糖。

8. Kola nut，可樂樹的果實，可提煉出咖啡因，是可樂的成分之一，也是該種飲料的命名由來。

商人打造的美味騙局

現在來複習一下多力多滋效應讓我們變成營養白癡的過程。

● 稀釋。

當真正的食物變得平淡無味，失去討好人類的能力，我們就興趣缺缺了；於是廠商便將食物加以改造，但其中的營養也隨之減少了。

● 失去營養。

當我們從自然界中取得香料時，我們體驗到了食物的滋味，但是卻沒有得到纖維素、維生素、礦物質、抗氧化劑、植物次級代謝物等這些營養。在大自然界，香味原本總是伴隨營養而來。

● 多重虛假。

人類天生就渴求吃多樣性的食物，這是確保人類能獲得多種飲食來源的天性之一。假調味料使得食物看起來似乎都很營養，但實際上並非如此。

● 認知欺瞞。

偽香味會欺騙心智。一個八歲小孩的母親，會以為達能草莓閃電奶昔是不錯的課後點心，而且在嚐過之後也相信這個產品中含有草莓，但事實上根本不是這麼回事。

- 情緒欺瞞。

香料科技會操控心智中體驗情感的部分。偽香料盜用了食物與香味間曾建立的連結，而以大量的熱量加以替換。你吃下肚後的確會心情愉快，但的營養成分卻變少了。

- 味道與營養的混淆。

偽香料在劫持味道與營養之間的關聯性後，本質上就會讓人產生錯誤的預期。人類之所以肥胖的主要原因之一，是因為太渴望食物，而以至於無法分辨食物的本質。人們把香料強行加入食物中，卻又不提供相應的營養成分，這樣的食物也令人無法獲得飽足感。

有許多我們吃得太多的東西，像是精緻碳水化合物、高果糖玉米糖漿、糖，以及被外加的脂肪，這些東西在沒有添加合成香料的情況下是沒有香味的。我們大口吃下這些食物，是因為我們誤以為它們已經不是原本的那些壞食物。

熱量＋微量營養素＋合成香料，飼料吃起來也會像食物

到目前為止，我們主要探討的是味道受到操弄的層面，但這只是味道與營養關聯性其中的一個面向。想想普洛凡沙把楓糖或椰子香料拌著磷一起餵食動物的實驗，羊會喜歡上楓糖或椰子的味道，但這兩種味道都無法解決磷不足的症狀，很顯然添加香料就是一種欺騙手法。不過，如果沒有在飼料中加入需要的礦物質，羊也不會對香味產生依賴，所以這裡有個我們很容易忽略的事實，那就是：營養能夠驅動行為。

在動物界就是這樣運作的。在牲畜中，某種維生素或是礦物質不足最先出現的症狀之一，就是食量減少。如果一頭羊或牛不能得到自己需要的養分，就會停止進食，之前牠認為好吃的食物現在則會覺得難以下嚥。同時牠也會渴望吃不同的食物，因為牠或多或少知道這些常吃的食物，養分已經缺乏到幾近變成毒物了。

在大自然中，這種事情隨時都在發生。在蘇格蘭的富拉島上，羊被迫吃下北極燕鷗的雛鳥（這也是大自然對於素食主義者最殘忍的戕害之一），牠們以進行手術般的精準方式，咬下翅膀、腿和頭部，因為這些羊需要礦物質。在蘇格蘭的另一座拉姆島上，紅

鹿會咬食海鸚。還有人觀察到哈德遜灣的北美馴鹿會為了獲得雪雁的蛋而破壞其巢穴，這些鹿會吐出帶著絨毛的幼鳥，因為牠們要吃的只是含有鈣的蛋殼。

類似的營養需求，讓普洛凡沙在一九七六年飼養的山羊去吃木鼠尿液；也讓在一七四一年百夫長號上罹患嚴重壞血病的船員，大啖野生的酸模、蕪菁，和有大蒜味道的苔蘚。

時至今日，類似這樣的事情並不常發生在人類身上，因為我們會吞下綜合維他命，即使研究指出這樣做其實對健康並沒有幫助。我們也會「強化」食物，把維生素加到調味糖水中，稱之為「維生素水」；或是把鈣加到含有大豆蛋白的糖水裡，稱為「豆漿」。你甚至還能買到加了魚油的巧克力牛奶。根據美國法律規定，白麵包和含糖穀物片之類的精製穀類製品，必須含有硫胺素、核黃素、菸鹼酸、鐵質，最近還增加了葉酸。一九九八年，北美洲的飲食在添加葉酸之後，神經管缺損的症狀減少了二十五%至五十%。但是科學家也警覺到從同一個時間開始，大腸直腸癌的罹患率恰巧呈直線上升。

換句話說，這類添加營養成分的做法會產生副作用，但我們甚少考慮到此事。在大自然中，如果一頭山羊磷的攝取量不足，牠會去找其他植物來吃。當這頭山羊找到了一種富含磷的植物，就會對這種植物建立一種味道的偏好，然後這種偏好會變成日常行為，山羊會定期吃這種植物，在身體需要的時候也會渴望這種植物。

在自然界中，攝取多種食物是很深奧的營養道理。當我們在食物中灑上微量營養素時，可能也和灑上調味料的結果非常相似，即遏止了我們找尋營養素真正多樣性的機會。試想下面這個例子。成長中的兒童需要大量的維生素B_1（硫胺素），如果他吃了一碗彩色圓形穀物片和水果狀棉花糖，這種早餐穀物片是所謂經過「強化」的營養物，再加上合成香料，以及大量的糖和蜀葵糖劑。添加了硫胺素會讓兒童對很甜的穀物片產生更強烈的味道偏好，讓兒童無法與真正含有大量硫胺素（如：葵瓜子）的食物建立連結。水果和蔬菜的味道大量流失已經夠糟了，而這種添加的狀況使我們更有理由不喜歡蔬果。想想義大利、法國和日本這三個國家，他們都重視自己生產的蔬菜，也不會在麵粉或米中添加其他東西。

當艾克曼注意到只吃白米的雞會得到腳氣病，進而推測出維生素的存在開始，就注定了雞被監禁的命運。近半個世紀以來，牠們被關進籠子裡，並且迅速地把吃進肚裡的飼料轉化成身上的肉。其中高熱量飲食當然居功厥偉，但是它同樣也會造成營養不足的現象。當人類發現微量營養素能夠提供可能的解決方式後，這些微量營養素就一個個被加入雞的飼料中，於是雞不再需要吃葉子、蕪菁頭或是蟲子了。

不論這種營養強化或是添加的方式帶來多少好處，它的確助長了高熱量飲食。經過實驗證明的工業化農業方程式，就是：熱量加上微量營養素，等於牲畜最重的體重。如果再加上一些合成香料，就會讓飼料嚐起來像是食物。

離開超市後，普洛凡沙建議在洛根舊火車站的一家墨西哥小館吃午餐，因為那是城裡少數幾家非連鎖餐廳。他想要尋找「正面的攝食後回饋」，也就是吃了會讓人感覺舒服的一餐。他認為那是現在餐館裡罕見的特質。

在我們點餐後不到一分鐘，侍者就端著餐點回來了。餐盤上有形狀完美的玉米粉蒸肉，和一吃便知只是再加熱過的墨西哥玉米捲，沙拉上則淋了很多沙拉醬。

回到車上，我打破用餐後的沉默，問他：「你覺得怎樣？」

他回答：「不太好。」

炸雞啟示錄

我的採購清單裡沒有雞肉，因為雞肉吃起來根本不像雞肉，頂多就只像是你加入的調味料的味道；而且，那些被加入的味道也很快就會消失無蹤。我一直都是這樣認為。直到那次我吃到用蘆花雞做的炸雞……

天啊！我居然會想喝黑咖啡！

在一個晴朗的九月早晨，一個三十九歲的男子在家吃早餐時，發現一件事：他覺得咖啡太甜了。他的舌頭上覆蓋著一層讓人倒胃口的甜膩感，讓他喝不出咖啡的味道，只嚐到甜味。是放太多糖了嗎？

於是，他沖了另一杯一樣的咖啡，小心加入二％的牛奶和十％的奶油，然後更謹慎地放進一小茶匙的糖。

結果還是一樣，咖啡仍太甜了。他再啜飲一口時，產生了另一個想法：乾脆來喝無糖的咖啡吧！

如果咖啡不加糖，喝起來就會像是它原本的樣子，也就是烘烤豆子水。他這個人本來是不喝不加糖的咖啡的。如果偶爾喝到他老婆泡的無糖黑咖啡，他的表情就會變得像咖啡一樣苦，他也無法理解為何她能夠忍受這種稀薄苦澀的咖啡豆湯。

這個男人身材苗條，他並不擔心熱量的問題，而且他認為喝咖啡要加糖是理所當然的，因為他曾經進行過丙硫氧嘧啶測試，也就是把沾有一種特殊化學物質的紙片放到舌頭上，結果這種化合物苦爆了，這個測試證明了他對於苦味特別敏感。他曾經和一位味道專家討論過這件事，對方告訴他，之所以會想要在咖啡中加糖，就是對味道敏感的一種表現，因此，他很驕傲地使用糖，因為這表示他的味蕾能力發揮了最大的功用。

然而，如今有些事情很明顯已經有所改變。在理智上，這個人依然喜歡糖，他的舌頭也依然討厭苦味，但是他在情感上已經討厭糖了。

以上故事中的那個男人就是我。

從無肉不歡，到成為蔬食主義者

從幾個月前開始，我的味覺發生了許多細微、但是能發現到的改變，咖啡事件是這些改變中最新的一個。

還有一件事，就是我對水果會產生渴望，這是始於一年多前。突然想吃水果對我而言並非什麼新鮮事，從十四歲以來，當每年夏天盛產洋李的時節來臨，一上市我就狂掃猛吃。我也非常喜歡摩洛哥的克萊門氏小柑橘，而且越酸越好，這種橘子也象徵了假日的來臨。但是我現在幾乎每天都會沒來由地渴望吃水果，對於奇異果的嚮往更持續了數個星期，直到奇異果過季了沒得吃才停止。後來口腹之慾轉向綠葡萄，接著是紅葡萄，大約每個星期要吃半公斤。

數年前，我根本沒料到在吃水果的渴望之後，我還會產生只想吃蔬菜的慾望。

有天晚上，我做墨西哥酥餅給小孩子當晚餐時，女兒問道：「爸爸，你在煮什麼？」我的答案讓她大吃一驚，其實我說這話時也讓自己嚇了一跳：「我要用大蒜、辣椒和海鹽炒一整棵綠花椰菜。」

我曾經超想把全世界的球芽甘藍菜（Brussels sprouts）都倒進火山裡，但現在我通常每週得吃兩次球芽甘藍菜才行。連我妻子都覺得我的改變不可思議，她不可置信地問道：「我們不是前兩天才吃過甘藍菜嗎？」我曾經想用只吃甜食和肉類把肚子塞得飽飽的慾望已經消失無蹤，用味好美公司的說法是，我已經完全轉換到不同的需求狀態，我需要吃會讓自己覺得清爽、乾淨、活力十足且充滿能量的食物。

而且，我的體重也減輕了。並沒有減多少，大約五公斤而已，但我沒有在減重，也不需要減重。這種非刻意瘦身飲食的祕密是什麼？就是味道，而且是真正的味道。是來自大地或是農場的味道，而非某些不知名的實驗室加工過的東西。在這些真味道中，有種最美味的食物，那就是炸雞。

好食材比好廚藝更重要

那是我吃過最好吃的炸雞。它的美味並不是來自能夠測量的標準，例如酥脆度、多汁或是香味。這個炸雞帶來的是「感覺」，是那種會「讓你快樂到想要手舞足蹈」的炸雞，它讓你恍若感受到福音的暈眩狀態，好吃到讓你想要跑到街上告訴陌生人這個驚喜。

不是只有我沈浸在這種熱情中。我妻子的朋友在吃了同樣的炸雞後，寫了一封電子郵件給我，她這樣寫道：「我必須告訴你，上星期六晚上吃的雞肉簡直就是美夢成真。」她的丈夫則「指控」我「毀了雞肉」，因為之後可能沒有任何雞肉能出其右了。不過令人對這種雞肉最出乎意料之外的事情不是它有多美味，而是雖然那麼好吃，但我居然會只吃得那麼少。

我通往雞肉的「啟蒙之路」是始於兩年前。當時我收到住在加州卡利斯托加市的道格拉斯・海斯（Douglas Hayes）寄給我的電子郵件，那時我的第一本書《全球頂級牛排紀行》才剛出版。

就如同這本書名所揭示的，我踏遍了萬里路，吃了好幾百公斤的牛肉，獲得了一個結論：最美味的牛肉是來自最健康的牛，而這些牛只吃草。之前我一直認為，美味的食物對身體不好，但顯然現在有些情況並非如此。有讀者寫電子郵件來，恭賀我終於認清真相；也有些人（幾乎全是那些為了賺錢而拿穀物餵牛的人）則罵我是白癡。海斯獨樹一格，他是寫信來讚美雞肉，而我在書中一開始就因為雞肉平淡無味而對之評價不高。

於是，我好奇地打電話給他。

海斯有著量子力學博士的頭銜，但後來成為建築師。在二〇〇八年，海斯厭倦了從事三十年的建築工作，便參與布克艾雞復育計畫（Buckeye Recovery Project）。他告訴我，布克艾雞是稀有的品種，在上個世紀末最受歡迎時，數量曾高達兩、三百萬隻，但在海斯知道這種雞時，已經減少到只剩約八百隻。

「這種雞吃起來怎樣？」我問道。

「那種美味是你無法想像的。」海斯說。

怎麼可能！雞肉不就跟吃枕頭沒啥兩樣嗎？

我之前不吃雞肉是因為它實在食之無味，而且不容易煮得好吃。現代的雞肉需要利用蜂蜜、醬油、大蒜、煙燻紅辣椒粉先調味過，我認識的一位主廚就曾告訴我，他煮雞肉之前一定要先把肉用鹽水醃過。

在巴黎的餐廳，著名的大廚杜卡斯[1]曾告訴我，其實烹飪是件簡單的事，對主廚而言，最困難的是要找到最美味的食材。

1. Alain Ducasse，法國名廚。在摩納哥、紐約及巴黎開設的三間餐廳現時皆獲得米其林評為三顆星，合計共有九星，因此也被稱為「九星名廚」。

於是，我開始對義大利料理著迷，因為義式料理不需複雜的烹調過程，而著重在食材本身，你在烹煮時要加到食物裡的東西根本不是重點。在瑪塞拉．哈珊[2]這位自誇「根本沒有香料櫃」的女士的影響下，我開始不信任香料，認為放香料只是為了讓平淡的食物產生味道而已。我也開始懷疑那些身上刺了二十多種圖案的新一代大廚，他們會將所有食材都先醃過、燻過，然後滾上麵包粉再油炸，用哈里薩辣醬增添並刺激口感，接著覆蓋上培根、楓糖漿、融化的乳酪、榛果可可醬，又或是迎合一些兒童和癮君子喜好且又容易取得的香料。不過，因為這些食材本來就平淡無味，所以這些主廚能有其他選擇嗎？

我想要的食物是如同我後來愛上的牛排那般，是本身即具濃郁風味的食物。我在農夫市集中仔細尋找吃起來像胡蘿蔔的胡蘿蔔，馬鈴薯味濃厚的馬鈴薯，以及水蜜桃味道最重的水蜜桃，但我的採購清單裡沒有雞肉。我認為，雞肉吃起來根本不像是雞肉，雞肉吃起來不像任何食物，頂多就只像是你放的調味料；而且，那些被加入的味道也很快就會消失無蹤。

但根據海斯的說法，雞肉其實可以是滋味豐富的。

史上最美味的死鳥

海斯介紹我認識在傳統雞肉運動中更核心的人物——唐・史瑞德（Don Schrider）。史瑞德告訴我，真正的雞肉原味已經幾近絕跡。他訴說了一個消失的雞肉世界，在那裡的雞有各種顏色、大小、體型和年紀。他說有些品種在當年因為極其美味而成為傳奇，像是杜金雞（Dorking）、克雷佛克雞（Crevecoeur）和拉弗萊什雞（La Fleche）。

咦，我們討論的真的是同一種家禽嗎？

許多年前，蛋雞生下的公雞也不會被用毒氣殺死或是磨碎成雞飼料，而是養大拿來當炸雞用。在一九三〇年代晚期之前，普曼火車公司把褐色來亨雞這種品種的蛋雞慢慢炸熟，供餐車上的乘客食用。卡通影片「樂一通」（Looney Tunes）中的來亨雞福亨（Foghorn Leghorn）就是這個品種中最著名的。

對這個我從未經歷過的年代，我泛起了濃濃的鄉愁。我想像在一九二二年，若從芝

---

2. Marcella Hazan，美國最著名的義大利廚藝教師和食譜作者，教會成千上萬的美國家庭如何製作美味的正宗義大利食物。

加哥搭火車前往舊金山，不只能見識這些大城市在咆哮的二〇年代[3]時期的顛峰繁華，也能在餐車中沉澱心情並且品嚐炸雞。

史瑞德說，就味道而言，現在的雞肉都比不上。他說：「不只是味道不同，傳統雞肉還能讓你的肚子覺得開心。」我要聲明，史瑞德並不知道「攝食後回饋」這樣的概念，也不瞭解普洛凡沙的研究工作，他只是說出自己的真實感受。

史瑞德還談到另一個品種蘆花雞，就是在第二章一開頭提到用這個品種的雞所煮的雞肉麵疙瘩，好吃到讓人流淚的那種雞。我找到一間在多倫多附近有賣蘆花雞仔的孵化廠，能夠把大約一百隻小雞送到我一位朋友的農場中。這些雞在吃了幾週的小雞飼料之後，就開始用超精準的方式啄食草葉、蛞蝓、青蛙、種子，有次還吃了一條蛇。這些雞十四週大時，牠們的年齡是超市販售雞隻的兩倍，但大小只有其一半。這時牠們是處於「炸雞」這個已經消失的家禽美味分級階段。

某天下午，我們在朋友的蘆花雞中挑了一隻最大的宰了，在豐厚的黑白羽毛底下，雞隻又小又瘦，雞皮是黃色的，皮下脂肪是深黃色，看起來不像雞，倒像是禽類的屍體。這隻雞連骨頭只有一公斤多。

別。

那天晚上，我妻子的朋友和丈夫來訪，因為他們隔天就要搬到紐約，在臨行前來道別。

進來進來，來罐啤酒？乾脆留下來吃晚餐吧！

你們要不要留下來吃點死鳥？

晚餐計畫是這樣的：先用幾根玉米果腹，再用沙拉填肚子，因為這隻死鳥實在太小了，根本不夠四個大人吃。客人用禮貌性的眼神看著那道瘦小的主菜，這隻鳥看起來好像是我在牠的巢中把牠勒死似的。我把這隻十四週大的蘆花雞切塊，用鹽和胡椒調味，沾上麵粉，在鐵鑄平底鍋中倒入一層油，油熱了後把雞塊放下去煎。等雞肉每面都變得焦黃香酥之後，倒少許水到鍋子中，蓋上鍋蓋蒸煮二十分鐘，然後再打開鍋蓋，開大火，最後雞肉變得更金黃酥脆，不過也縮得更小了。

但是！那雞肉真是好吃！令我們四人感到無比快樂的過程情緒進展如下：不可思議、驚喜無比、高興萬分，然後感激之情油然而生。我們忍不住讚嘆連連：太棒了、太

3. Roaring Twenties，因為第一次世界大戰戰勝及伴隨經濟繁榮而來的無盡狂歡，使美國在二〇年代呈現繁榮而奢華的氛圍。

好吃了、真是令人難以置信。而最讓人驚奇的是：雞肉居然還有剩！我把兩小塊雞肉放到冰箱等明天再吃。這些少量的雞肉足夠讓肚子再次感受到最大的歡愉和滿足。

麥當悔——麥當勞讓人越吃越後悔

兩個月後，我去了美國歷史最悠久的炸雞店之一，那是位於曼斐斯的一家小酒館，該店幾十年來一直都把雞胸肉和雞腿醃漬後裹上麵糊，再用高溫油炸；然而，這家店雖然古老，他們供應的雞肉卻超級現代：肥胖多肉，平淡無味。外衣的部分充分符合了多力多滋模式：酥脆多油，添加了大量味精，而且下方的肉又乾又柴像是衛生紙。不過我並不會不喜歡這種雞肉，也無法停下來不吃，我每吞下一口，就想要吃更多，就像是這個雞肉雖然會讓我發癢，但我卻得吃更多雞肉才能止癢，結果我把一整桶炸雞都吃光了，肚子脹得不得了。

有天下午，我為我的龍鳳雙胞胎舉行四歲的生日派對，類似的事情又發生了。當時我走到點心桌邊，看到一個藍色塑膠碗裡裝滿沾著粉末的橘黃色三角形片狀物，沒錯，就是多力多滋。我告訴自己只要吃一片就好，當然很快就證明這是不可能的，我咬了一片多力多滋後，想再吃一片的渴望也加深了。我用舌尖把塞在臼齒縫中的碎片剔出來，然後吞下肚，也把手上的調味料舔乾淨，不到一分鐘，我又伸手拿了更多來吃。

就像我並不是很喜歡曼斐斯的炸雞一樣，我也不認為吃多力多滋讓我很滿足，唯一的高潮是咬下的第一口，之後那種愉悅的爽脆感和火花般的香味就消逝在玉米糊中。為了重新獲得小確幸，我又伸手拿了一片，把多力多滋放到口中並沒有讓我覺得愉快，而是不吃它們會讓我覺得不舒服。

該是使用耶魯食物成癮量表的時候了，我發現自己雖然已經不餓了，但還是一直在吃某些食物。這種狀況也發生在我和家人一起開車到佛蒙特州北部旅行的時候。我在路邊的麥當勞點了一份大麥克、可樂和中薯，大約在三分鐘內就把一千七百二十大卡的熱量吞下肚。本來我還想吃更多，但被我太太制止了，她說要等二十分鐘後我的大腦才可能察覺到我的胃其實已經滿了。但我無法聽進這個明智的建議，等她帶小孩子去廁所時，我逮住機會，又去點了起司漢堡和小薯，就當我正要把這些柔軟又多鹽的食物塞到口中時，我看到有兩對胖情侶站著排隊等候點餐，他們的表情滿是不耐和焦慮，他們的誘因性動機正在咆哮。

我突然覺得好沮喪，我覺得這個食物、我自己，還有周圍的人都很噁心。我把吃到一半的起司漢堡和剩下的薯條丟到垃圾桶，然後衝到廁所把手上的油漬洗乾淨，回到車上，我經歷了耶魯食物成癮量表中的第四項描述：「很多時候我會因為吃得太多而覺得反應遲鈍或是疲勞」。我的妻子開始把這種狀態稱為「麥當悔」（McRegret）。

傳家炸雞不會造成麥當悔現象，而且不用吃很多便能讓人覺得滿足又快樂，但在超級市場和肉鋪中不可能販售這種雞肉，所以我和能夠供應這種祖傳復古雞肉的農民交朋友。我會在二、三月跟他們訂一年的分量，然後在七月存放到冰櫃中。這時我也學會如何用不切斷脊椎的宰雞方式，讓拔毛工作能更容易。

我把復古風味的炸雞拿給我小孩同學的媽媽吃，她感嘆道：「肯德基就應該要把炸雞做成這種味道！」我也把雞肉給一位會先用鹽水醃漬雞肉的主廚品嚐，他說：「這吃起來就像是早期的雞肉味道。」對此，我父親也有相同的看法，他咬了一口雞腿後說道：「第二次世界大戰以後，我就沒有吃過這樣的雞肉了。」

雞吃什麼，就會變成什麼樣子

在一九五四年，史威特曼和麥凱勒這兩位科學家提出一個重要問題：「公雞肉和母雞肉吃起來會不同嗎？」答案是肯定的，公雞的味道比較重。四年後，科學界也確定兩者煮出來的雞湯也有所不同（傳統法國菜紅酒燉雞使用老公雞會比較好吃，也證明了這點）。一九六二年，科學家發現二十八個月大的雞，要比十九週和九週大的雞有味道。一九六五年，科學家發現「年輕的雞肉和年老的雞肉有類似的化學成分，但是老雞肉中的濃度比較高。」

當雞肉越來越沒雞味，家禽科學界卻停止研究味道，因為現在大家關注的是產量、效率和價格。與味道相關的問題，不在於哪種雞肉嚐起來最美味，而是魚粉或是菜仔粉這種非常便宜的飼料，是否會讓雞肉有怪味。總之，味道不重要，那是味道解決方案該負的責任。

當今專門研究雞肉味道的禽類學家人數，用五根手指頭就能數完，其中一位是琳達・法默（Linda Farmer），她任職於英國貝福斯特的農業食物與生物科學研究院。法默告訴我，雖然研究還不夠充分，但是可以確定要賦予雞肉味道有兩種方式。第一種是經由雞的飲食，藉由吃放進飼料裡的東西而進入雞的體內，所以現代雞農會把黃色色素放到雞飼料中，這樣超級市場架上的雞肉，顏色看起來就會像是在戶外跑動並吃葉子長大的雞。

另一種方式則與雞的年紀有關。一九九七年，法默的研究得到與《諾墩夫人食譜》（Mrs. Norton's Cookbook）所說同樣的結果：雞越老就越有味道。至於為何老雞的味道較濃（也就是有哪些化合物會囤積在雞肉中，而又有哪些化合物會排出體外），則依然是謎，但沒有人熱中於解開這個謎題，因為沒有研究經費，因此，現代的炸雞都是沒有味道的雞仔。

至於營養成分，就很清楚明瞭了。二〇〇九年，英國營養學界的重要人物、倫敦腦化學與人類營養研究院的麥克．克勞福（Michael Crawford），將現在和以往的雞隻做比較。這項研究很像是戴維斯對於現代蔬果進行的研究工作，而所得的結果也和蔬果一樣令人擔憂。

人類不是唯一比以前胖很多的物種。在一八七〇年，一百公克的雞肉，脂肪含量還不到四公克；到了一九七〇年，則提高到八．六公克；到了二〇〇四年，雞肉已含有二十多公克的脂肪。克勞福指出：「雞肉在以前是屬精瘦低脂的食物，但現在已不復如此。」他還提出另一個問題：「消費者是因為吃肥胖的雞才變胖的嗎？」

現代雞肉中不但含有大量的脂肪，而且其中還有壞的脂肪。現代雞肉ω-6脂肪酸的含量比以往高，而ω-3脂肪酸的含量則較以往低，這兩種都是必需脂肪酸，如果缺乏就會致命，只是兩者的攝取量也得均衡。

現代的飲食中ω-6脂肪酸往往過量，容易引發關節炎、癌症和發炎。最重要的ω-3脂肪酸是DHA，有人相信這種脂肪酸對大腦和心臟都有益處。專家建議要吃油脂豐富的鮭魚和鯖魚等生活在寒冷水域的魚類，就是因為牠們富含DHA。

也有人說，牛、豬和雞沒有DHA，只有構造比較簡單的次亞麻油酸（ALA）這種ω-3脂肪酸。不過雞有能力將大量的次亞麻油酸轉變成DHA，這種生物學上的天賦讓牠們的肉質比較接近鮭魚和鯖魚；至少，以前的雞是這樣的，但現在已經不是了，因為牠們飼料中的ω-3脂肪酸含量不高，牠們也無法活得夠久到能進行這種轉換。

克勞福表示：「飲食中DHA的含量減少，以及ω-6脂肪酸和ω-3脂肪酸比例的失衡，被認為和心智疾病的增加有關。」（關於這種說法，我想有個好消息是，如果平淡無味的雞肉會讓人類得到阿茲海默症，那麼我們也會忘記這些雞肉是有多麼難以下嚥。）

這都和雞吃的東西，或是沒吃到的東西有關。如果雞吃了草或是西班牙鼠尾草，肉裡面的ω-3脂肪酸含量就會比較高。如果你把母的蛋雞在草原上放養，生下的雞蛋也會含有比較多的ω-3脂肪酸（但是這種雞蛋的產量下跌，是因為母雞不太常看到草地之類的地方）。

當我對法默提起ω-3脂肪酸的議題時，她說了一些很有趣的事情。她指出，ω-3脂肪酸其實是有味道的，至少在牛肉中的ω-3脂肪酸有味道。這種極不飽和的脂肪在高溫的油鍋或是烤架上，很容易形成芳香分子。這是你直接可以嚐到營養的例子。那麼在雞肉中的ω-3脂肪酸也一樣嗎？法默說：「我想應該沒有人研究以完全不同的方式，來看待飼養雞隻中的味道分子。」因為，每個人都只在乎炸雞。

在草地放養的雞所產出的雞蛋，也含有較多的維生素E和維生素A，蛋黃顏色比較明亮，這是因為其中含有一群稱為「類胡蘿蔔素」的植物「次級代謝物」（這類化合物也存在雞的肝臟、小腿和皮膚中）。在一個禽類研究計畫中，是把雞隻在西藏高原上放養，那裡「蚱蜢的密度很高」。雞吃西藏的蚱蜢之後，雞肉中的維生素E和鐵質含量，都比關在籠子中吃高機能飼料的雞隻來得多（更別提其中還含有更多的抗氧化物，能讓雞肉的保存期限更長）。

以上這些事實的結論是：雞吃什麼就變成什麼樣子，就這麼簡單。如果雞吃的綠色植物越多，雞肉也就會跟著越像綠色蔬菜。

醇厚味香料的假營養

我被上面的這個想法迷住了。如果真正雞肉味道的相關研究付之闕如，那麼偽雞肉的味道是否能帶來什麼啟發呢？我們灑在雞肉上的粉末能否提供線索，讓我們知道雞肉少了些什麼？

我特別想到的是醇厚味（kokumi）。醇厚味是一種鮮為人知的日式味覺，吃起來沒有味道，卻能增進食物的持續性、充實感，並且讓鹹味、甜味和鮮味更濃郁厚實。根據味之素公司的說法，引發醇厚味最主要的成分之一是穀胱甘肽[4]。人類為何會喜歡穀胱甘肽呢？為何演化會賦予人類品嚐穀胱甘肽的能力？這種成分又為何會使人覺得心情愉快呢？

為了進一步釐清這些問題，我聯絡了在康乃爾大學研究穀胱甘肽的氧化壓力專家雷根新（Xingen Lei），他說：「你可以說穀胱甘肽是最重要的抗氧化物，位在對抗氧化壓力的第一線。」穀胱甘肽對於基本代謝過程非常重要，任何細胞都含有這種物質，無論是動物細胞、植物細胞，甚至連沒有呼吸氧氣的厭氧細菌中也有。我問雷博士，如果身體中的穀胱甘肽突然全部消失了會怎樣，他說會遭受到「氧化還原崩毀」，然後死亡。

這樣看來，穀胱甘肽的功用或許是某種品質的指標？十四週大的蘆花雞味道所具備的「持續性」、「充實感」，是指這隻雞充滿活力而且沒生病嗎？雷說：「應該是這樣沒錯。如果你的身體健康，穀胱甘肽也應該維持在正常濃度。如果身體狀況不佳，濃度就會下降。」

我訪問過的另一位禽類科學家也是這樣推測。在一群罹患代謝疾病的雞隻中，檢測到牠們的穀胱甘肽減少了。阿根廷的一項研究則發現，吃大量穀物的牛，體內的穀胱甘肽也會減少；相反地，在草地上放牧的牛，不只細胞中含有的穀胱甘肽較多，來自植物的抗氧化物（如：維生素C、維生素E和β胡蘿蔔素）含量也較高。那麼那些在西藏高原吃蚱蜢的雞呢？結果類似，也是含有大量穀胱甘肽。

醇厚味的香料是否也是一種騙人的勾當呢？現代的雞肉如此無味的原因之一，是不是因為代謝受到壓力呢？我們在肉品灑上具有醇厚味的調味料，是否也就讓這些肉披上了有益健康的外衣呢？這些問題都沒有人研究過。

不過科學家研究過植物的穀胱甘肽。我訪問美國羅格斯大學植物生物學與病理學系的湯姆．勞斯特（Tom Leustek），他告訴我穀胱甘肽通常能作為衡量植物新鮮程度的指標。例如日本梅子如果比較晚採收，又存放過久，結果就會發生寒害（chilling injury），產生棕色斑點，果肉粉質劣變。在寒害後，穀胱甘肽會減少，維生素C和其他植物次級代謝物的濃度也下降了，就像是水果所蘊藏能維持自身健康的化合物已消耗殆盡。

如果這個理論是對的，那麼醇厚味調味料就是讓不含有真實營養的糟糕食物披上營養外衣的最新方式。

---

4. 此段文章可同時參閱第八十三頁內文。

營養決定飽足感

但這些說法都無法解釋分量的問題。當我在吃多力多滋或是大麥克時，我會無法克制地吃到停不下來，而產生「麥當悔」的負面感覺。當我吃十四週大的蘆花雞或是葡萄柚時，我也覺得這些食物超美味的，但為何我會產生飽足感，而沒有繼續吃個不停呢？

普洛凡沙認為其中的差異在於所謂的「深層飽足」（deep satiety）。他告訴我：「基本上，如果吃得太飽就會失去『感到飽足』的能力。」當食物能夠滿足「多種層面」的需求後，就可以提供「圓滿完整」的感覺以及飽足感，這些和「光只是填飽肚子」是不同的。

普洛凡沙之前讓牛隻自由選擇飼料時就開始思考這個問題。之前說過，他讓一些牛選擇自己要吃的食物，另一些牛則吃專業反芻動物營養學家預先調配好的飼料。結果，自由選擇食物的牛吃得比較少。雖然飼料槽中有無限供應的食物，但是牠們不會吃個不停。依照這種思考邏輯，享用十四個月大的蘆花雞能讓我感到滿足，是因為牠不只含有脂肪和蛋白質，也含有我身體需要的其他東西，像是維生素、礦物質和ω-3脂肪酸，而我的身體不知怎地就是知道這件事。

此外，這種雞肉中也含有次級代謝物，因此，普洛凡沙相信植物化合物和深層飽足有密切的關係。

二〇〇五年，他找了四頭羊，把一種來自灌木蒿的萜烯塞進牠們的胃裡，然後在牠們面前放上沒有額外添加萜烯的飼料，結果這些羊吃得比較少，而另外四頭沒有被灌萜烯的羊則一直愉快地大嚼。在此要特別說明，那些被灌了萜烯的羊並沒有生病，牠們的眼睛明亮有神，耳朵也沒有下垂，牠們只是已經飽了。就好像是身體內部某種記錄器在說「我吃夠了」，然後顯示飢餓的燈便熄滅了。

科學家中並非只有普洛凡沙觀察到這種現象。在一個類似的研究中發現，如果老鼠在餐前先吃了藍莓萃取物，就不會像只喝水的老鼠那樣飢餓，牠們會吃得比較少，而且在研究結束時，體重也大幅下降（科學家把這種能降低食慾的植物化合物稱為「抗食劑」）。

這種方式對人類也有效。例如，吃葡萄乾會增加能產生飽足感的腸道荷爾蒙；吃辣椒會降低食慾，減緩體重增加。

味道的作用不僅發生在嘴巴、鼻子，那只是個開端而已。整個消化道中都有如同在口腔中的味覺受器，另外也還有嗅覺受器感應著。消化道並不是盲目的營養萃取器，它們有口腔和鼻子缺乏的感覺器，包括：脂肪感覺器、蛋白質感覺器、細菌感覺器、荷爾蒙感覺器，甚至還有植物化合物感覺器。消化道就是個小小的化學感應美食家，能夠品嚐每一口食物，然後調整相應的消化過程。在消化道品嚐食物時你不會嚐到味道，但它卻能夠影響你的感覺。

植物發出的求救訊號真美味！

消化道就像是個戰場，在這裡，植物把它們的演化意志加諸於吃它們的動物之上，所使用的方式是採用有毒的化學物質，但大自然並不想要毒殺你，在你進食達到有毒劑量之前，就會產生飽足感了。

這就像是醫生開的藥物，次級代謝物有能讓人健康的劑量，也會有劑量過頭的時候。動物只要吃植物時，就能夠確定有些東西不要吃太多，有時能接受的劑量也很低。例如，山羊只會吃一點摩門茶，就像是人類只會在番茄醬中灑一點牛至。但是普洛凡沙認為，水果也是這樣，這些被當作食物的植物通常「想要」讓動物吃它們，因為水果通常含有大量的次級代謝物。

然而奇怪的是，植物中那些用來避免被吃的防禦物質，通常也是最美味的。看看洋蔥吧，一個完整的洋蔥幾乎沒有什麼味道，但是當你切或咬開它時，細胞壁就會破裂，酵素開始發揮作用，馬上便會產生獨特的味道，這是最佳的化學策略。被切開的洋蔥所製造出來的化合物毒到能夠殺死貓狗，但是人類卻喜歡這個味道。

另外，像是橄欖中有橄欖油刺激醛，所以動物不吃橄欖，但是人類喜歡這種辛辣感；還有，肉荳蔻和歐芹中含有肉荳蔻醚這種香味化合物，不過如果吃太多，會導致頭痛、心悸和噁心。

人類不僅能辨識蔬菜或植物用來求救的呼喊尖叫訊息，而且它們還會讓人覺得心情愉快。如果人類能夠和毛毛蟲、蜜蜂及山羊來場聚會，相信大家都會舉杯齊聲同意道：有些植物的殺蟲劑還滿好吃的。

但人類為何會認為植物用來阻止人類吃它們的化合物很美味呢？根據一個新奇理論的說法指出，人類是被設定好，知道該如何善用這些化合物的。比如說，有些能為人類帶來最強烈快樂的物質，是有毒的殺蟲劑，像是尼古丁、古柯鹼、海洛因、四氫大麻酚（THC），甚至還包括咖啡因，它們都是經由演化用來「干擾食植動物的神經訊息傳遞」。人類因為「沉醉」（intoxicated）而感到愉快，這個字母中有「毒」（toxic）一字並非巧合。

清楚說明這個理論的論文刊載於《精神病治療新界》學術期刊，標題是「人類使用殺蟲成分以自娛的解釋」。這個理論認為，人腦演化出一種系統，能夠調節攝取進入體內的毒素，因為我們非得這麼做不可。凡是食用植物的動物，都得確保自己別因為吃得過量而意外送命。經過那麼多年的演化，動物對許多植物毒素找到了奇特的使用方式。儘管我們將尼古丁冠上惡名，但因為它對防治寄生蟲非常有效，因此有些獸醫把它當作驅蟲劑。只要劑量能控制在適當的範圍內，毒素對人類也可以是有益的。

說到「適量」，人類對於這件事倒是很擅長的。例如，尼古丁很毒，只要三十毫克就能讓一個人在五分鐘內死亡，但是抽菸者熟練地一次只吸入不到一毫克，讓血液中的尼古丁含量維持在安全又能提供滿足的濃度。古柯鹼也是有毒的，會引起焦慮和偏執，因此上癮者只會吸一、兩道粉末，讓劑量維持在引發「真正的毒性」之內，就像是主廚適量添加牛至或哈瓦納辣椒那般。在使用植物毒素時，人類就如同羊、黑猩猩和蜜蜂那般，天生就是個藥理學家。

這都讓我想到我的水果狂熱症，我無法否認其中有類似藥癮的層面。像是突如其來的渴望、不受控的口腹之慾，我很難不把狂啖洋李、克萊門氏小柑橘和水蜜桃的狀況視為一種「癮頭」。吃三顆葡萄柚就等於吞下兩百五十大卡，相當於我一天建議攝取熱量的十%；兩顆奇異果有八十五大卡，加了奶精不加糖的咖啡大約三十大卡。「耶魯食物成癮量表」並沒有記載這些進食的經驗，因為這樣吃不會讓人感到自責，不吃的時候也不會覺得焦慮。

這些讓人心情愉快的食物並不會使人產生多力多滋的進食模式，不論是口味絕佳的野生藍莓，或是甜美多汁的水蜜桃，你都不會如同面對大麥克、雞塊和冷飲那般，像豬似地吃個不停。這些食物能夠引發深層又完整的飽足感，而這種感覺居然與「毒性」有關。大自然生產的食物毒性門檻比人類製造的食物低，在顯示飢餓的燈號熄滅之前，你就會適可而止。

基本上，絕大部分的時候都是如此，但我認識一位退休的雜誌發行人，在一九六〇年代晚期曾經跨過那道毒性的門檻。那時他是初出茅廬的廣告業務員，有天下午他在加拿大談一筆大生意，結果失敗了。在開車回多倫多的路上，心情沮喪的他買了一大袋蘋果放在前座，一路上狂吃，還把蘋果核隨手扔出窗外。結果他因為吃太多而身體很不舒服，從這天起，他只要咬一口蘋果就會起蕁麻疹。

再好的食物，吃太多就是「毒」

人類營養學家比較習慣經由像是脂肪、碳水化合物、維生素、蛋白質等營養成分，來看「飲食」這件事，對於「毒性」這件事並沒有想太多。但是如果你離開營養學範疇，從生態學的角度來看，想法便會完全不同。

在大自然中，各種動物的食量有限，不是因為牠們肚子已經塞滿，再也吃不下，而是因為牠們遇到了由次級代謝物所築成的高牆。牠們停下不吃不是自己決定的，而是由牠們的食物所決定。

最近，人類營養學家開始研究在消化道中味覺受器的作用後發現，像是那些在葡萄、藍莓和綠花椰菜中含有的苦味化合物，能夠釋放會引起飽足感的荷爾蒙，也就是說，苦味能夠關閉飢餓指示燈。據稱，義大利人偏好在正餐之前會先吃一點苦的菊苣，因為這有助於他們維持身材苗條。（對於不習慣這項優良傳統的人，我建議可以先從艾普羅香甜酒〔Aperol〕加上普羅賽克氣泡酒〔Prosecco〕、氣泡礦泉水和一片橘子開始。）

說到底，所有的東西都是有毒的，連水和氧氣都能殺人，但是否會致死，一切都取決於劑量的多寡。而這正是多力多滋、曼斐斯炸雞、冷飲和其他多力多滋式食物所碰到的另一個問題：它們並沒有毒到需要限制食量，所以我們會毫無警戒地吃太多，但若持續這樣，到最後所有的脂肪、糖和碳水化合物就會全變成有毒的物質。熱量會在身體中累積，干擾我們的血液循環，阻塞心臟的各個部位，讓關節磨損，並且讓胰臟爆掉。肥胖和許多由肥胖造成的可怕症狀，就是因為熱量所產生的毒性所致。

對於食物本身而言，「扮演食物的角色」這件事，永遠是次要的。動物會長肉並不是因為要讓人類食用，肉是「肌肉」，是為了讓動物能夠活動，而脂肪則是用來儲存能量。對於植物來說也是一樣，蔬菜是植物的結構或是儲存部位，植物之所以結果或萌芽，不是要讓人類能夠拿來烤成派，而是這樣有助於植物的繁殖。

但是當人類開始擅長培育牲畜和植物時，便改變了這些生物的生態目的。人類從「吃大自然設計」的生物，變成吃「自己設計的食物」。人類是那麼擅長做這種事，以至於現在食物已經跟當初完全不同了，其中的差異我們還沒能完全了解，但是我們吃得出來。

合成香料讓味道和營養不再成正比

二〇〇二年九月，四位丹麥科學家開始研究人們購買雜貨的收據，因為他們想知道喝葡萄酒跟喝啤酒的人，在採買食物時有哪些不同的習慣。

多年來，科學家一直在與葡萄酒的未解健康之謎奮戰。愛喝葡萄酒的人似乎比較不容易罹患心血管疾病和某些種類的癌症，但是沒人知道原因。多年來，科學家付出了大量心力，仔細研究葡萄酒中有哪種植物次級代謝物對人類會產生神奇功效，並且將之轉變成藥物（白藜蘆醇就是其中之一）。而丹麥的研究團隊則採用不同的角度，他們不需要借助氣相層析儀，而是要利用收據，藉此了解健康的葡萄酒迷在超市還會購買哪些物品。

他們總共檢視了來自九十八間不同超市的三百五十萬筆交易紀錄，發現葡萄酒愛好者和啤酒愛好者會購買的東西不同。買葡萄酒的人比較喜歡把橄欖、低脂乳酪、蔬菜水果、低脂肉類和茶類放到推車中；啤酒愛好者則較偏愛洋芋片、番茄醬、人造奶油、糖、即食肉類和可樂汽水等飲料。

與其說葡萄酒的愛好者因為喝酒而讓身體健康，不如說是因為他們對葡萄酒的喜愛而獲得健康。對於這些人來說，美味不一定來自高熱量；他們也比較不像熱量殭屍，而是更接近一九二六年剛在蹣跚學習營養智慧的人。這些結果指出，最好的健康指標並非營養素，而是來自於人們認為美味的食物。你喜歡吃什麼，就會像什麼。

我也有類似的看法，不過這是我由炸雞這種食物所得到的結論。事實上不只是炸雞，還包括草飼牛肉、水果狂熱症、不加糖的咖啡，以及現在才出現的意外祕密新寵——甘藍菜和芽球甘藍，都讓我產生這種推論。

這些都是讓人產生頓悟的食材。我啟程尋找所能找到的最美味食物，享受杜卡斯熱切希望能在餐廳中讓客人享用的食材。我開始不在咖啡中加糖，體重也減輕了，我不再受到飽食後類似宿醉症狀的折磨，最重要的是，食物的味道改變了，變得更讓人滿足，就像是在熱天長跑後的飲用水那般，能讓人消暑解渴。

當初，在味好美的科技創新中心時，我曾與該公司的首席科學家哈米德．法里迪（Hamed Faridi）談話。他告訴我該公司正資助研究香料與健康之間的關聯性。我問他，人們是為了味道而吃香草和香料，但為何這些食材也會有讓人健康的額外好處。法里迪的回答和我的看法相同，他說：「平淡無味的東西本質上就是不健康的。」

這個答案讓我越想越有道理。用來油炸的炸雞平淡無味，還含有大量ω-6脂肪酸，更別提在味道根本比不上傳家雞肉。多力多滋本來也是平淡無味的，以前人們都會沾上豆醬或是莎莎醬這類的真食物一起入口，但現在多力多滋覆滿了化學添加物，好披上食物的外衣。奶昔就像食物成癮的老鼠所吃的飼料，也是毫無味道，因此需要種種的合成香料加以掩飾。那些高產量的番茄、紅蘿蔔和綠色蔬菜，能食用的部位都味如嚼蠟，所以人們不想吃，或是得淋上油膩的沙拉醬或醬汁，但這樣做同時也失去了營養。

食物的問題就在於「味道」這件事。半個世紀以來，我們一直生產人類應該吃的東西：水果、蔬菜、全穀物、未加工的肉類，但是這些產品已逐漸失去美味。同時，我們也一直製造人類不應該吃的東西，像是洋芋片、速食、冷飲、餅乾，而且這些食物也越來越令人上癮。

這種種現象，可以簡化成我所謂的「味道守則」，如下：

- 人類是會尋找味道的動物，人類從食物中得到的樂趣，是經由體驗味道而獲得的，這種樂趣非常強大，只有意志力最強的人才能抵抗。
- 在自然界中，味道和營養有密切的關聯。
- 合成香料的技術既打破也混淆了這些關聯性。

吃進熱量才會有滿足感？

「味道守則」得出無奈的結論。那麼，我們該怎麼辦？我們可以試圖改變第三條守則，讓含有合成香料的食物變得更有益健康。自從無糖飲料在一九六〇年代上市以來，人們就一直嘗試這種方式。

在味好美食物產品研發部門所收到的委託中，有三成是廠商想要製造「健康」的食物。食品業者手忙腳亂地想要滿足健康的需求狀態，但健康潮流變化的速度比味道潮流還要快。之前曾流行過低脂、燕麥麩、益生菌和低碳水化合物飲食，現在還流行「熱帶柑橘」維生素水，其中含有你每天所需的維生素B_6和維生素B_{12}、菸鹼酸、泛酸（維生素B_5）和維生素C。現在還有野莓口味的「神經音速」（neuro SONIC）飲料，它「強烈的味道能刺激舌頭，因此可以迅速提升警覺力、專注力和心智能力。」而夏日柑橘口味的「神經賜福」（neuro BLISS）是「經由我們的科學家團隊特別研發，有助您放鬆心情、舒緩緊張，重拾專注力。」

現在食品工業界最重要卻也是最讓人討厭的字眼就是——健康，這股風潮使得綠茶或各式茶類等飲品大受歡迎，並且在行銷宣傳上利用了「來自大自然的療癒力」這種廣為流傳的迷思。麥當勞最近推出「歡樂蛋白滿福堡」，是一種低熱量的早餐三明治，也是為製作較健康速食所做出的努力之一（但這種滿福堡的蛋白質中含有人工香料、液態人造奶油，以及加拿大培根中含有的「天然」香料）。在甜點方面，來嚐嚐Snackwell[5]的魔鬼蛋糕夾心餅乾吧！一份（一塊餅乾）只有五十大卡，而且幾乎無鹽。看來人類將能打造通往健康的康莊大道。

嗯，最好是！

再來看看一些有趣的真相。麗滋（Ritz）生產的全麥餅乾中並未含有太多全麥，主要的原料是精製麵粉。熱帶柑橘維生素水應該叫做「熱帶柑橘糖水」，因為在成分中排在「逆滲透水」之後的就是結晶果糖和蔗糖。這些低熱量的調製品，不論是採用多高明的科技所製造，都不會好吃。這類的食物能說是「有益健康」嗎？或許我們應該這樣想：如果你從茶中萃取出一些醫療級的咖啡因，或許你多少能說它是「比較健康」、「不容易上癮」，但你能說這種茶「對人體有益」嗎？

這些食品公司在標籤上印著保證能帶給你健康與活力的字眼，引誘你去購買，卻悄悄塞給你大量的熱量，這就是商人賺錢的手段。

還有另一個更深層的問題，就是技術障礙。舉例來說，如果食品公司想要製造和草莓一樣健康的餅乾，他們知道究竟該怎麼做嗎？草莓有多重的健康效果，它含有維生素C、維生素E、維生素B_6、生物素、葉酸、菸鹼酸、泛酸、核黃素、硫胺素、鈣、鉀、鎂、磷、銅、硼、鐵、碘、錳、鉬、鋅、

5. 以生產低熱量的曲奇餅乾著稱。有一種稱作「零食過攝現象」（SnackWell Phenomenon），是指吃了過多標榜低脂肪的飲食，而使減重失敗。

ω-3脂肪酸、組胺酸、異白胺酸、白胺酸、苯丙胺酸、蘇胺酸、色胺酸、纈胺酸，以及纖維素。另外還有約三千到五千種的植物次級代謝物，包括了鞣花酸、葉黃素、玉米黃素和β胡蘿蔔素，再外加三百多種芳香分子，其中已經確知的約有八十種。

要把這些維生素、礦物質和ω-3脂肪酸加到食物中，成本會有多高？如果只放一半的芳香化合物，又要花多少錢？想想看，如果要製造這三千種植物化合物，食品工業界得使用多少試管、水槽和蒸餾器？這可是大工程。

食品公司完全不知道如何才能製造這樣「複雜」的餅乾。即使真能辦得到，這種餅乾也不會好吃，因為人類根本沒有能力製作出美味的東西。在味道上，人類還處於新石器時代。我們或許已經征服了完美的香草，但是如果沒有利用一些便宜又廣受歡迎的材料，例如脂肪、糖、碳水化合物與味精，人類就無法製作出能讓人愉快的食物。

奶油洋蔥洋芋片每公克有五・七大卡的熱量，烤乾酪辣味多力多滋每公克有五大卡，蜂蜜芥末薄餅每公克四・七大卡，Mallomars巧克力餅乾四・四大卡，號稱「一片就包含所有風味，但是只有一半脂肪」的Popchips則有四・二大卡。而Danonino草莓口味優格（當然裡面不含真正的草莓）標榜「含有大量必需營養素，能夠讓小朋友長得頭好壯壯」，每公克是一．二大卡。

那真正的草莓呢？每公克的熱量只有〇．三二大卡。真正的草莓是香味工程的傑作，但人類不知該如何用那麼少的熱量來製造美味的食物。真食物能以最低的熱量，帶來最大的快樂，這一點人類的技術還差得遠呢！我們都認為加工食物的問題是裡面含有太多化合物，但事實是裡面所含的化合物還不夠。

把味道的決定權還給大自然

關於這個難題，只好交給第二條守則來解決：把調味的事情交給大自然。幸而我們已經在做這件事了。近百年來，天然香料的使用量增加了五倍，這是因味道稀釋而造成的重大結果。當人類一直在沖淡自己培育的農產品與牲畜的味道時，同時也採集樹葉、樹皮和種子——即次級代謝物，好把味道重新加入食物中。

值得慶幸的是，人類把番茄搞砸的那些種植法，尚未完全用在香草和香料上。味好美公司持續使用先進的儀器，檢測剛收成的香草植物。他們曾經收到一些在加州聖華金谷生產的地中海香草，嚐起來比在環地中海地區出產的地中海香草淡多了，這些香草的下場就是直接被丟到垃圾桶。

在法國，如果你想要製作貨真價實的上好乳酪，例如金山乳酪（Mont d'Or）、莫爾比耶乳酪（Morbier）或羣德乳酪（Compté），就得使用來自特殊乳牛的乳汁，而且這些乳牛必須是採用放牧或是吃乾草的飼養方式。如果你要製作Chevrotin這種山羊乳酪，每頭山羊在每次哺乳期分泌的乳汁不能超過八百公斤，這樣濃度才不會被稀釋（現代山羊的乳汁產量則超過兩倍）。據諾曼第當地的居民說，你可以在乳酪中嚐到草原的味道；而西班牙人則說他們能吃出伊比利豬是吃青草和橡樹子，還是用穀物養肥的。這些談的都是相同的事情——植物次級代謝物。

好的餐廳會雇用採集者在鄉間尋找並收集次級代謝物，蒐羅異株蕁麻、蘩縷和佛座等植物。有些好餐廳還有專屬的菜園和園藝師。如果你夠努力，或許還可以找到偶爾會供應蘆花雞的餐廳，這些雞肉有著黃色的外皮和脂肪。

每年會有一、兩個月，我可以在自家小小的後院中採摘傳家番茄，還可以看著我的小孩吃著番茄並說道：「爸爸，這是我吃過最好吃的番茄。」在夏天，我可以在農夫市集以高於市價好幾倍的價格購買這些番茄，它們很容易碰傷，有時外皮還有裂痕。如果你沒有在幾天內盡快吃完，它們就會變成一磅要價高達六美元的腐爛物。

每年也會有一、兩次，我和我太太會花較多的錢去光顧一種餐廳，這類的餐廳有自己的溫室與蛋雞，能夠供應從原野和森林中採得的珍貴食材。

只是味道豐富的傳家食物卻所費不貲，原因就在於產量。假設我們這些中產階級到收入優渥的百分之一的人，願意花更高的價錢購買要價三十美元的復古番茄、草莓、玉米、小麥和雞肉（雖然這種假設並不會實現），傳家食材的產量也不夠，因為土地根本不敷使用。自一九四八年以來，北美洲的人口已經倍增，商業區、高爾夫球場、工廠和住宅區蠶食鯨吞了許多最好的農地。真正的好味道只有少數人能夠負擔得起，所以大部分的人都只能吃多力多滋。

PART

3

美味療法

總有一天，
我們買到的番茄（或草莓、檸檬、橘子、酪梨、芒果等），
會都是為了兼具味道和營養而培育出來的。
農夫所栽培的農作物能讓種的人高興，吃的人也高興，
農業上所謂的「改良」能更名副其實。

番茄的明日世界

番茄的香味與營養密不可分，每種芳香分子都是由人體所需的營養素組成。吃起來比較美味的番茄，熱量也比較少。然而，人類為了生產具抗病性、耐寒、便於運送與能長期存放的番茄，因此犧牲了番茄的營養與美味。

番茄的營養，就藏在誘人的香氣裡

二〇〇五年春天，哈利．克雷為了破解番茄美味的祕密而離開孟山都已經有十年之久。在這段期間，他發現一件重要且有可能改變世界的事情（雖然這項發現仍處於學術研究階段）：番茄製造苯乙醇（phenylethanol）的原料是苯乙醛（phenylacetaldehyde），苯乙醛的原料是苯乙胺（phenethylamine），苯乙胺的原料則是苯丙胺酸（phenylalanine）。

在這串化合物中，一般人會感興趣的只有苯乙醇。這種化合物聞起來有著玫瑰的香味，也一直被認為是番茄中最重要的味道化合物，只是從沒有人費心探問番茄是如何製造出這種備受喜愛的玫瑰香味，但對克雷而言，這是個重要的問題。因為如果他能釐清番茄產生味道的方式，就能找到控制香味製造的基因，這也表示他能為了味道而培育番茄品種。光是發現能把苯丙胺酸轉變成苯乙胺的酵素，就花了他十年的時間。

但對於一些大型種子公司，包括克雷的老東家孟山都，都希望不要和研究味道的遺傳學扯上關係，因為這種研究既精細又複雜，還得花大錢，而且全世界的人似乎都很樂意在番茄上淋上滿滿的沙拉醬，所以這些公司根本不在乎克雷的研究。

其中，有間公司例外，那就是正在發展擴張中的跨國企業先正達生物科技公司（Syngenta Biotechnology）。該公司有位名為史帝夫．高夫（Steve Goff）的細胞生理學專家，數年前由他領導的團隊，在為水稻的基因組定序研究競賽中獲勝，這項聲名卓著的功績，讓他被《科學人》雜誌評選為年度研究領導者。

身為資深員工，高夫在先正達公司的地位崇高。當時他一直在思考兩個和味道有關的問題，首先是關於味道稀釋這件事。高夫知道蔬果已經越來越平淡無味，他認為如果公司能夠聚焦在味道研究上，應該會很有「錢途」。

第二個問題是，之前高夫就一直在想，為何人類在一開始時會被某些特定的味道所吸引？這份好奇心讓他找到普洛凡沙的研究。在那些研究中顯示，對於山羊和羊來說，味道和營養在本質上是有關聯的，那麼，有什麼辦法證明這種關聯性對人類而言也是如此呢？這兩個疑問，都讓他想找克雷聊聊，不只是因為克雷對番茄中重要的味道分子知之甚詳，而且他也比任何人都更清楚番茄是如何產生味道的。

此外，高夫還注意到，有些芳香化合物分布在整個自然界中，苯乙醇就是其中之一，它存在於番茄、葡萄、奇異果和蘋果，以及玫瑰、牽牛和其他許多的花朵中，人類非常喜歡這種味道。它被認為是香味工業中最重要的化合物之一，也被加入冷飲、香水、肥皂，當然還有香菸中。那麼，苯乙醇的特別之處究竟何在？

二〇〇五年四月，高夫邀請克雷到位於北卡羅萊納州的先正達總部演講。克雷講述了番茄散發玫瑰香味背後的精密代謝過程。一般人都是對香味世界的最終產物感興趣，但吸引高夫注意的是，在這個過程中最開始的那個分子：苯丙胺酸。

對於那些對有機化學不熟悉的人（包括我在內）而言，苯丙胺酸是一種胺基酸。

胺基酸是身體用來製造複雜有機分子的材料，包括皮膚、頭髮、肌肉、指甲、神經傳遞物，甚至連嗅覺受器，都是以胺基酸為原料所打造出來的。不過苯丙胺酸並非普通的胺基酸，而是必需胺基酸，你得透過「吃」才能獲得，如果沒有經由食用攝取，就會生病，然後死亡。苯丙胺酸在代謝上是「昂貴」的，因為它是龐大而複雜的分子，其中大量的分子鍵，使得生物在製造苯丙胺酸時得消耗許多能量。這種必需胺基酸恰能製造備受喜愛的香氣，也就是「重要性」是與「香味」息息相關，這點會是巧合嗎？

克雷在演講結束之後，和高夫一起逐一檢視目前被認為在番茄四百多種芳香分子中，最美味的二十種。像是β-紫羅蘭酮（β-ionone）聞起來有花香和果香，其原料是類胡蘿蔔素。反式-2-庚烯醛（trans-2-heptenal）的原料是一種叫做α-亞麻酸（alpha-linolenic acid）的ω-3脂肪酸，身體會利用這種α-亞麻酸來控制發炎、血液凝固，並且製造腦中的細胞膜。他們在研究後，發現其中有一種模式：每種芳香分子都是由一種攸關生死的重要營養素所組成。有些來自於必需的脂肪，有些來自於必需胺基酸，有些則來自於類胡蘿蔔素（身體會利用類胡蘿蔔素製造對視力很重要的維生素A）。

這些結果證明了人類的確具有營養智慧：番茄的香味與營養有密不可分的關聯。番茄引誘我們品嚐多汁紅色果實的芳香分子，都由我們身體需要的東西所製造，這項發現後來也刊載於全世界最具名望的《科學》期刊。[1]

為什麼有些番茄特別甜？

六年後，番茄甜味的大突破來自於琳達．巴托夏克（Linda Bartoshuk）科學家生涯中排名第三的重大發現。「超級味覺者」（supertaster）是她第一重大的科學發現，這項發現揭示了有些人對於苦味、甜味和鹹味的敏感程度會高於其他人。

巴托夏克是心理物理學家（psychophysicist），專長是為人們的經驗值區分出高低不同的等級。她加入克雷的團隊是為了協助更正確區分出品嚐番茄經驗的等級，日後也證明這些資料的確影響深遠。

以下就是她第三重大發現的過程。有天下午，巴托夏克在辦公室裡進行與番茄相關的統計資料運算，結果令她驚訝地發現到，有些番茄嚐起來比它們該有的甜度還要甜。

甜的番茄本身並沒有什麼不尋常之處，這些香甜的番茄特殊之處不在於它們含有多少糖分，而是含的糖分很少。例如馬提納（Matina）番茄含有的糖分比黃豆糖（Yellow

Jelly Bean）番茄少，但是參加品嚐的試吃者都認為前者比較甜，而且甜度是後者的兩倍，這實在很奇怪。

此時巴托夏克突然想到，在她這個領域中多年來無人多加探究、而早在一九七〇年代末期就發現了「由揮發物促進的甜味」。當時有科學家指出，如果把一種果香味加入糖水中，喝起來就會比較甜，不過這種效果很微弱，弱到沒有人認真看待這種現象。如今在番茄中含有由揮發物所促進的甜味，而且甜度還高達兩倍。在她進行了更多的統計演算後發現，番茄是利用六種分子的加乘效果而造成這種現象。

與此同時，克雷在佛羅里達州的根茲維北方約一百公里的實驗農場中，栽種了所有他能找到的傳家番茄品種，然後把熟成的番茄帶回實驗室中，由品嚐小組為番茄區分等級，並且用安傑倫六千八百九十氣相層析儀分析芳香分子，為的就是要了解會影響人類對於番茄感覺的所有原因，以及了解人類喜歡番茄中的哪些成分。

1. 原書註：高夫現在是亞利桑納大學的研究教授，他獲得美國國家科學基金會所提供生命科學研究最高的經費之一。在他與克雷的研究發表之後，他寫道，用自然和人工香料增添食物的味道，可能「導致這些食物的營養價值受到混淆」。他相信，在文化上對於流行性新味道產生的狂熱，是因為人們吃的食物無法滿足自身的營養需求。

巴托夏克曾設計一份有六十三個問題的問卷，以便從味道品嚐小組那裡取得精準的番茄數據。問卷中包含了標準的問題，像是味道的濃度、甜度、酸度等，受試者可以給予一到九的評分，但其中也有些不尋常的提問，例如：「寫下你最喜歡的體驗」和「寫下你最不喜歡的體驗」。接著，品嚐小組的成員會比較「曾讓你最感到困擾的經驗」、「你最喜歡的食物」、「你聽過最有趣的奇聞軼事」，以及「你吃過最好吃的番茄」這些問題所得到的答案，將之依「極度痛苦」到「極度快樂」的不同程度，做出一到九分的評比。

最後，從安傑倫六八九〇氣相層析儀所得的資料，會和從人類所得出的資料加以比較，只要經過簡單的運算統計，就可能揭開番茄中究竟有哪些化合物能讓人們覺得喜悅及程度的高低。

藉此，我們發現了很多事，例如番茄中的鮮味被過度誇大了。此外，女性似乎比男性對番茄更感興趣，因為當被問及比較「你嚐過最好吃的番茄」和「你最喜歡的體驗」這兩個問題的答案時，女性對番茄打的分數比男性高。在「揮發性化合物提升甜度」這件事上則發現：吃起來比較美味的番茄，熱量也比較少。這是大自然讓食物美味的一種妙招，而此手法也有助於解決世界上最困難的問題之一，那就是食物問題。

就如同麥可·波倫（Michael Pollan）所說的：「吃你曾祖母認得的食物。」但問題是你的曾祖母不會認識現在所有的食物，即使她曾吃過也認不出來，而這正是巴托夏克和克雷正在解決的問題——他們藉由研究一個個分子與酵素，破解多力多滋效應。

改進番茄味道的新途徑

時值六月，在佛羅里達炎熱的早晨，克雷和我躲在冷氣房裡，他邊說話邊切著番茄。他遞給我一片紅色的番茄時，語帶告誡地說道：「人們常問我，如果種一株佛羅里達番茄，然後在果實成熟的時候採摘，它吃起來會是什麼味道？現在你吃吃看知道了：它沒有味道。」

他說的沒錯。這個番茄是生脆的，表皮硬到像可以用來製成皮革，很酸且帶有少許甜味，味道也極淡，淡到很快就會消失。幾十年來味道稀釋的現象，就呈現在這個鮮紅圓潤、完美無瑕、能夠抵抗病蟲害，並且易於運送的番茄上。它平淡而無味。

在我與他的訪談中，還有許多事讓人對番茄充滿悲觀的看法。例如，有一張採果人把一籃亮綠色的蘋果倒在卡車上的動態照片，儼然就是蘋果大豐收的景象，但是克雷指出，這種蘋果和番茄一樣，都沒有成熟，硬得和棒球一樣。旁邊還有一張海報，上面是許多備受喜愛的傳家品種，海報中的小紅番茄，據克雷說是現代番茄中最接近野生的原始品種，但不是很好吃。此外，他認為「超甜一百」[2]更糟：「就只有甜味。」至於對「綠斑馬」[3]這種番茄的評語則是：「就像在吃未成熟的番茄。」

如果農夫種出的番茄，含有適量的香味分子，即使不會成為史上最好吃的番茄，但至少也應該會很好吃；而且育種者有快速有效的方式得知新品種的番茄是否美味，不需要等到果實成熟後再花大錢進行味道評估。他們只需要摘下一片葉子，進行快速的基因檢測就可以了。任何味道不符合設定標準的番茄，就會送去當堆肥，平淡無味這種不自然且有害的失控現象，也將會慢慢滅絕。

你可能會認為：克雷創造出來的會不會只是比較好吃但卻沒有營養的番茄，因為營養會變成味道分子而被稀釋，最後成為「營養稀釋番茄」，也就是「多力多滋番茄」。不全然如此，因為如果番茄沒有大幅提升營養成分，就無法同時大幅提升風味，所以，如果克雷想要增加番茄的甜味，就得先增加類胡蘿蔔素。即使這種番茄的營養稍微被稀釋了，就只要再多咬一口就好了。如果原本每星期要吃三個番茄的話，就改成吃四個，而且好吃的番茄當然也會令人想再多吃些。

然而，克雷目前還沒有達到這項成就。他現在只知道人們喜歡的味道，但還沒有找出所有與這些味道產生的相關基因，這個大工程得從大約兩萬五千個基因中挑選出來才能完成。在克雷辦公室外的實驗區域，可以看出這是一項艱鉅的挑戰。實驗桌上擺滿以箱子、盒子和碗盛裝的番茄，還有散裝的番茄，也有尚在培養燈下的珍貴幼苗。在番茄收成的日子，許多裝著吃了一半的番茄片的紙盤子會散落在各處。安傑倫六八九〇氣相層析儀就擺在門邊，在儀器前面有許多長長的玻璃管，裡面裝著番茄丁，看起來像是準備給太空人吃的義式番茄丁。

克雷和其團隊大約花了十年才找到約一半和味道有關的基因，剩下的還得再花上

2. Super Sweet 100，是由常見的小番茄櫻桃番茄〔Cherry tomato〕所改良而成甜度高的品種，用來當水果或與生菜搭配成沙拉。
3. Green Zebra，因綠色果皮上帶有黃色不規則豎形紋而得名，果實略大且果肉較厚。

好幾年，但是克雷無法像音響工程師控制混音器一樣地操控番茄基因，藉此得到想要的味道組合。因為那樣的做法就是利用遺傳方式改造番茄，就像他很久以前在孟山都的作為，而這類的番茄不但造成許多爭議以及兩極對立的狀況，也需要數百萬美元的研究經費，同時還會在市場上造成巨大的歧見。

所以，現在克雷是用古老的方式，也就是以育種方式來改進番茄[4]。他每次引入一種性狀，之後再回交與雜交數代，直到最後遺傳測試顯示出現了正確的番茄為止。到那時，克雷將會栽種這種番茄，摘取果實，切片品嚐，然後再去休個長假。

你願意為好味道多付一點點錢嗎？

雖然目標還沒達成，克雷還是有些很棒的番茄想讓人嚐嚐。他拿了一盤給我。

一般市售的番茄硬硬脆脆的，而他給我的番茄則柔軟多汁；一般市售的番茄平淡無味，他的這種番茄則香氣四溢，在我的鼻腔中如小型旋風流動；市售番茄的味道一閃而過就消失無蹤，他的番茄味道會累積、越來越濃郁並且久久不散。克雷的番茄風味十足，不論是安傑倫六八九〇氣相層析儀，或是兩百五十個人類的鼻腔都證實了這點。他的香甜番茄與市售番茄間有很大的差異，後者是由大量食品生產這種黑暗潮流所造成的結果，前者則代表味道光明的新希望，但兩者也有很多的共同之處。如果番茄會說話，那麼市售的無味番茄會對克雷的美味番茄說：「嘿，我是你爸啦！」

我吃的這種番茄和「分子育種」[5]或標靶基因沒有任何關係。克雷讓味道品嚐小組試吃各種傳家番茄，有種葡萄形狀的Maglia Rosa品種，在味道上一致獲得最高評等，這是以一種稱為FLH八〇五九超高性能的機器所培育出來的。

克雷希望他培育出的番茄能具有每個親代的優點：結實、抗病、表皮夠厚以便於運送，而且產量大又具有合適的味道。他想要一個集所有優點於一身的番茄，這就像是讓脫口秀演員和奧林匹克運動員結婚，然後希望他們生下的孩子是優秀的運動員，又能夠在晚宴上說絕妙的笑話。

雖然克雷尚未如願，但他種植的番茄已經具有耐寒、具抗病性、產量高等特點，銷售量占市售優良水果品種的八成，嚐起來也和傳家番茄一樣美味。他把這個新品種命名

4. 原書註：我要再強調一次，雖然克雷以前在孟山都工作，但是他現在的番茄都不是基因改造作物。
5. molecular breeding，根據分子標記檢測所提供的資訊，對育種過程中所產生的中間產品進行有目的的選擇。

為「花園珍寶」(Garden Gem)。

克雷傳遞了自從明日雞肉大賽以來最好的訊息：我們不需要犧牲味道來成就產量，我們可以兩者兼得。

能獲得這樣的結果，我們得感謝鼻子。雖然番茄中的芳香化合物縹渺又難以捉摸，但它們增加了番茄的特色與複雜性，使番茄嚐起來更香甜，即使這些化合物就代謝來說很廉價。在番茄中，糖分占了千分之幾的比例，但是揮發性物質卻只占十億分之幾，幸虧人類並非熱量殭屍，因為每一種這類的化合物，都是由攸關生死的化合物為原料所製造出來的。

番茄變得平淡無味，不只是因為成本花費在提升產量的考量上，更因為在育種競爭中，人們為了生產能抗病、耐寒，還有即便在長期存放下也不會碰傷的番茄，味道就被犧牲了。

現在還有個不容小覷的問題是：我們已經找到了這些味道，但是番茄大廠會買單嗎？這個番茄無味問題的另一個面向，並不是科學能夠解決的，而得靠消費者。對此，克雷目前收集到的資訊並不樂觀，這也可能是多力多滋效應中最讓人沮喪的情況——在番茄業界，沒有人像克雷那樣在乎味道。

番茄農場的主人們所擔心的向來就是收成問題，他們希望獲得大豐收，不想要番茄藤因為某種昆蟲或真菌而全毀，他們根本不在乎味道，因為沒有人會為了好味道而多付一毛錢。這些農民把番茄賣給盤商，而盤商在意的只有產量，因為他們的銷售通路是超級市場。在超市購買番茄的消費者則認為所有的東西每公斤都應該只賣兩美元，而且他們也不知道，除了盒裝番茄之外，原來還有其他種類的番茄。

即使如此，克雷仍夢想著，他的番茄會被放在超市的架子上，被顧客爭先恐後地搶購並愉快享用。但他的滿心期待也可能會變成惡夢：這些番茄的終點是種子銀行，被喜歡農場沙拉醬的世界所漠視。

真食物的盛宴

相信總有一天，我們能培育出既充滿滋味，同時也滿足人類原始動物需求的食物。科技讓我們陷入食物的混戰中，但也可以讓我們從中解放，就端看我們怎麼決定。如果消費者需要真正的味道，也願意多付一點錢，就能獲得真正的味道。

尋找與番茄最速配的食材

整個食品工業都沒人在乎真正的味道，這讓我既苦惱又憤慨。如果番茄農夫不像克雷栽種那麼傑出的番茄，那麼誰種呢？

那，我就自己來吧！而且，我想要用這些番茄做出一整套餐點。其實，我還有個更好的主意：我想請位大廚一起來做這件事，我要藉由專家的手藝來處理克雷的番茄，因為我想知道，要消滅多力多滋效應，是個理論上的幻想，抑或是真能辦到的事實。我也想知道，如果不進實驗室，而是用真正的味道和大自然生成的美味農產品，是否有可能成為奠定食物系統的基礎。

我聯絡了飼養布克艾雞的高手海斯，他剛好有我需要的土地，位於加州納帕谷地，有四十二英畝大。海斯對於傳家番茄的栽培，和培育布克艾雞的知識幾乎一樣豐富，而且他也非常想嘗試種種看克雷的花園珍寶番茄。

我現在還需要一位主廚，不過這事沒那麼簡單。現在一大堆主廚都只會光用嘴巴說「要回歸鄉土味」，在他們的菜單上有牛雜碎和鴨心，侍者肯定也會對你親切又詳細地解說剛摘下的新鮮芥菜葉，但是這些廚師似乎離不開使用現代味道解決方案的習慣，無論烹調任何食物都要加入味道強烈的佐料，像是醬油、麵包粉、整顆大蒜頭、培根和糖，我不想讓傳統食物用多力多滋的方式料理。我需要的是不會無意義玩弄食材的主廚。

關於這點，海斯也同意，他說：「我們的主廚得具備讓番茄發揮閃亮耀眼特質的好本領。」雖然納帕谷地是「從農場直送餐桌」的聖地，但他認為頂多只有三位主廚「了解」味道，而其中最頂尖的人選就是拉里・佛吉歐尼（Larry Forgione）。

佛吉歐尼常被尊為「美國烹飪教父」。一九七七年，在「在地生產」與「手工製造」這樣的觀念尚未蔚為潮流的二十五年前，他是紐約市瑞吉餐廳（Regine's）的主廚，那時他就開始尋找有心栽培優良食材的小農。在一九八〇年代初期，一個和他合作的業者向他介紹來自密西根北部，有著「難以置信的強烈味道」的水果，然後他們共同成立了一間公司，專門製造和販售蜜餞。現在他是美國烹飪學院（Culinary Institute of America）中美國食物研究學院（Conservatory for American Food Studies）的主任，該廚藝學院位於加州聖海倫娜市，就在海斯農場的南方。他在學院中教導「從農場到餐桌的真義與精要」，也繼續進行為時數十年對抗味道稀釋的漫長旅程。

於是在某天下午，海斯去找佛吉歐尼，送了他幾顆布克艾雞蛋，並問他是否有興趣加入我們之前所說的套餐計畫。佛吉歐尼答應了，並問道：「你們打算用什麼食材來搭配番茄呢？」

這位美國烹飪教父問了一個好問題，這絕不是光靠番茄就可以回答的。園藝界的品質運動才剛萌芽，有一群科學家、栽種者和農民不以「增加產量」作為「改良」的方法。在過去幾個月，我跟這些人接觸，也對他們說明我想用「真原味」製作晚餐的想法，並請他們寄些食材過來。我對食材的要求如下：必須是新品種，而且當初栽種的目的是為了增加味道，或是為了增加營養（不過你會發現，通常有了味道就會有營養，反之亦然）。而且這些食材必須大小適中。我沒有用傳家食材，也不打算找創下產量紀錄的品種，我希望使用一般人能負擔得起的天然風味食材。

馬鈴薯

在南美洲，一般民眾能吃得起的一種馬鈴薯品種，叫做phureja，這是當地第二受歡迎的品種，在玻利維亞或哥倫比亞的街上就可以買到炸phureja，這種馬鈴薯以細緻的香味著名，但在南美洲之外的地區，這種馬鈴薯的美味名聲卻幾乎未曾聽聞。

在蘇格蘭丹地這個城市，有位叫做馬克・泰勒（Mark Taylo）的生物化學家，他曾經在幾次會議中和克雷見過面。他培育了蘇格蘭種的phureja，這些馬鈴薯在極北方白天漫長的夏季時節長得還滿不錯的，烤過之後外酥內嫩，有人認為和蘇格蘭傳統的羊肉雜碎布丁也超搭的。嚐味小組稱讚這種馬鈴薯具有獨特的風味與奶油般的質地，產量只比一般市售馬鈴薯品種少一到兩成。由於富含類胡蘿蔔素，因此顏色像曬黑的蛋黃，泰勒把這個品種命名為「馬雅黃金」（Mayan Gold）。

因為泰勒已把這個品種授權給北美洲一家大型馬鈴薯公司，所以他不得對我洩漏這家公司的名稱（雖然我後來聯絡了每家我能找到的大型馬鈴薯公司，但沒有一家承認他們擁有馬雅黃金的權利，原因至今仍是個謎）。泰勒建議我和華盛頓州立大學聯絡，該校以培育新品種馬鈴薯聞名，於是，我便找到恰克．布朗（Chuck Brown）這位育種專家，他種植的馬鈴薯也含有豐富的類胡蘿蔔素。

布朗介紹我一個phureja與商業種的馬鈴薯雜交種，這種馬鈴薯香到就算已經丟進滾水中，你還會聞到些微堅果的香氣。他之前曾提供這個品種給馬鈴薯農，但沒有人感興趣。他歡迎我使用這款馬鈴薯，而且還推薦我另一種紫色的馬鈴薯，這表示裡面含有大量植物的次級代謝物，像是花青素、酚酸、類胡蘿蔔素等。有兩個獨立的研究發現，這些次級代謝物能夠降低成年高血壓患者的血壓，並減少男性大學生的發炎標記物質。

幾天後，一箱馬鈴薯便快遞到海斯在納帕谷地的農場，再過幾天，布朗原本乏人問津的馬鈴薯也已種在泥土中了。

雞肉

接下來，抵達海斯農場的箱子裡，則裝滿嘰嘰喳喳、毛茸茸的黃色小雞。就許多方面來看，這些雞跟海斯鍾愛的布克艾雞完全大相逕庭。牠們是由哈巴育種公司所培育出來的。

該公司是全世界第三大的肉雞基因公司，全世界難以計數的無味雞肉，都要算到這家正擴張中的跨國企業帳上。哈巴公司的嫩雞包括「哈巴經典」，這種雞隻可在三十五天中養到四．六八磅重，且每年能提供「世界各地最大的嫩雞產量」。此外，還有「哈巴JV」，飼養三十五天可達到四．二七磅，消費族群是「適合尋找最低成本的肉品市場」；以及「哈巴H1」，育養三十五天後體重是四．五五磅，是「設計來產生最多可販售的雞肉部位，勝過目前市場上其他的肉雞品種」。

不過，哈巴公司除了無味雞肉之外，還有其他品種的雞隻。這家公司有一條「慢成長雞隻」的產品線，以「反映消費者對於超高品質的要求」（此舉似乎是在默認炸雞並不美味）。這些雞大部分是培育用來作為法國紅標雞（在第二章中曾提到該雞種）。

紅標計畫始於一九六〇年代早期，當時在法國朗德和佩里格地區的農民注意到柴爾德所意識到的事情，那就是：現代的雞肉需要浸泡在香草、酒和香料中，才會有味道。於是，法國政府決定設計一種標籤，給「吃起來的確有雞肉味」的雞肉使用。要符合這個標準的雞肉，雞隻必須有一段時間是在戶外放養，吃特別的飼料，而且要飼養滿八十一天後才能宰殺（有的甚至得超過百天）。紅標雞肉會定期送至嚐味小組評估，而小組成員向來都認為這種雞肉的味道、質地與外觀都勝於肉雞。

由哈巴育種公司培育出的一些雞隻，能夠在十二週大時達到兼具風味與嫩度的狀態，這個生長時間雖然比蘆花雞短，但要比哈巴JV慢多了。許多這類品種的親代是外西凡尼亞裸頸雞，這種雞的外表像禿鷹，特色是皮很薄，在烤過後會特別酥脆。比起工業化的肉雞，紅標雞含有的脂肪與水分比較少，蛋白質、礦物質和維生素含量較高，飼料換肉率是還不錯的二．八九（肉雞大約是一．六）。

去年，在法國的紅標雞肉銷售額超過十億美元，所以，佛羅里達州的番茄農要注意了，味道的確能夠賺錢，去問哈巴育種公司就知道。

水果與巧克力

佛羅里達大學正在儲存「未來會有價值」的味道。二〇一〇年，該大學設定「植物創新計畫」，該項計畫集合了四十位來自各界的科學家，以群體力量共同對抗無味的食物。他們把克雷和巴托夏克的研究成果應用到水蜜桃、橘子、藍莓、羅勒和草莓上。[1]

負責監督這項計畫的，是位名為戴夫・克拉克（Dave Clark）的牽牛花專家。該計畫已經發現，草莓中促進甜味的揮發物，和番茄中的揮發物並不相同。巴托夏克曾告訴我，「有些橘子含有的糖分似乎太甜了」。藍莓和水蜜桃應該也會有自己甜味的祕密。這項計畫將會運用這些知識，讓水果更美味，而且消費者也會願意嚐鮮。

至於克雷的研究，則是應用在另一種備受鍾愛，但處於滅絕危機的食物——巧克力。艾德・沙金（Ed Seguine）被克雷稱為「巧克力界的帕克」[2]。沙金曾是瑪氏巧克力公司的研究員，他說那個工作是把全世界從無味巧克力的厄運中拯救出來（他現在是Guittard巧克力公司[3]的顧問）。如今已經有些巧克力能夠不辱使命地達成該項目標。他

1. 原書註：巴托夏克有位博士研究生叫做史丹普斯，研究味道對於神經退化性疾病的效果。她會放一些佛羅里達大學種植的草莓在阿茲海默病患的日間看護中心。她告訴我：「如果你放的是水果攤買來的草莓，通常會擺在那邊都沒人動。」原因之一是阿茲海默症會削弱味道感覺系統，使許多患者對食物不感興趣，而導致體重下降。不過佛羅里達大學這種味道濃郁的草莓「幾分鐘就被吃光了」，有位病人還回憶起小時候在西維吉尼亞摘草莓的往事。
2. Robert Parker，被《紐約時報》譽為世界上最具影響力的紅酒評論家。
3. Guittard是十九世紀法國巧克力師傅至舊金山淘金時創立的品牌，至今已有近一百五十年的歷史。

寄了一些產品給美國烹飪學院的佛吉歐尼。克拉克也答應我會提供藍莓、羅勒和草莓，這所有的食材將能在八月二十二日備齊。

一連串的挫敗

時間快到了，但壞消息也接踵而至。

七月十八日下午，海斯打電話告訴我：「花園珍寶番茄才剛要開始結果。」兩天前這些番茄甫開出黃色花朵，現在剛向全世界展現它的綠色小圓球，這些小圓球整整晚了三個星期才長出來。

這些番茄的種子來自根茲維，是在五月九日種下的，早在六月中旬，就應該長出綠色果實，然後等著變紅、成熟，但是今年五月天氣濕冷，所以海斯得把番茄苗挖出來，移植到溫室中，六月的天氣更糟，他要我有心理準備，番茄會比較晚才成熟。

那時我老神在在，回他說沒問題，在田納西州還有備用的番茄，每件事都在掌握中。

但，草莓的情況也不太妙，因為天氣越來越糟，藍莓也好不到哪裡去，羅勒則在未定之天。這種香草植物可以像野草般迅速生長，但佛羅里達大學負責智慧財產權的部門工作人員，對於寄送新鮮的羅勒枝葉一事卻深感不安，因為他們擔心不守規矩的農民會用這些枝葉加以繁殖。

接下來是雞肉的問題。海斯說這些雞長得太快了，沒有辦法成為八十一天那種規格的雞，但當初牠們的育種者可是曾再三保證這些雞是「可靠的」紅標家禽。我直接聯絡哈巴公司後得知了實情：這些是「生長速度中等」的六十三天雞，和現代的肉雞比，生長的速度的確是像烏龜那麼慢，但牠們並不是真正的紅標雞。唉！又是個引人上當的誘餌，但這情況還不算太糟啦！海斯說他一樣會養到八十一天。

然後，最壞的消息出現了：在田納西州備用的花園珍寶番茄成了夜盜蛾大軍侵襲下的受害者。完了，一切都結束了，所有的收成都毀了，原本是餐點繆思的番茄可能無法出現在晚餐中了。

我開始纏著海斯要知道他種的番茄現況。之前有時我們每天都通電話，討論雞到底要養到多大，肉質才會有味道（答案是第九週），整個舊金山都只有糟糕的發酵麵團（海斯說，在愛達荷州一個叫伍德的人有最好的發酵麵團），燉飯要用哪種米（根據海斯的說法，不要用阿柏里歐米〔arborio〕，要用卡納羅利米〔carnaroli〕），但現在我們就像是青春期的男孩般，執迷於番茄的樣貌：最大的有多硬？比你的小指還要長嗎？

海斯說，如果番茄沒有在晚餐前一週冒出一絲紅色，那就來不及了。關鍵日就在八月十五日，到了那天早上，我打電話給海斯。

「番茄是什麼顏色？」

「綠色。」

「有任何一丁點紅色冒出來嗎？」

「沒有。」

萵苣

在那個晚餐舉行的前兩天，我在加州的聖克拉拉谷，參觀一家酢漿草種子公司。當時我正處於情況雖在掌控中，但仍隱約感到恐慌的狀態下。當熱風吹來時，我正俯身觀看一桌子的綠色葉片，同時也努力對抗「麥當悔」。

四十五分鐘前，我從州際公路開車下至帕羅奧圖，只為了滿足「極度飢餓」這種需求狀態。我停在路邊，匆匆買了一片披薩。餅皮太厚了，上面還灑滿工業化製造的莫澤雷勒起司，這是標準的墮落北美風格披薩。在剛吞下時味道還不錯，但裡面含有超多碳水化合物和脂肪，引起了攝食後負面回饋作用。當我重新回到州際公路時，覺得腹脹、疲勞、昏沉。

我正觀賞的植物是酸模，除了家庭園藝者、嗜食香草的美食家、十八世紀因為壞血病在胡安．費爾南德斯島採集食物的水手外，很少人認識這種植物。大衛．葛里芬（David Griffin）是酢漿草種子公司的執行總裁，他正努力設法改變這種狀況，他相信消費者將會接受酸模，因為它吃起來有如水果般多汁，雖然味道具刺激性，但是可口。只是，酸模在長大成熟時，葉片容易木質化且變得無味，因此酢漿草種子公司開始培育新的酸模品種，以延長它們在生長期的美味期限。

目前新品種的酸模成功率大約是三%，也已經放在數種混合沙拉中於超級市場中販售，看來狀況還不錯，預計將可以打入菁英階層。現在葛里芬每年送出兩千磅重的種子，每個月會生產出十三萬磅的酸模。

我繼續參觀該公司的實驗農場，看到一排排以基因次序排列的食材，它們能培育出真正具有風味的蔬菜。我們先試吃來自伊索比亞的芥菜，它的葉片軟嫩，但是味道濃烈，葛里芬以該國的「阿姆哈拉」（Amhara）民族為之命名；接著，還吃了有辛辣味的水芹、軟綿的日本綠色生菜塌菜、味道類似玉米筍和菊苣的苜蓿、芝麻菜花、有洋甘草味道的蒔蘿，以及三種小型的羽衣甘藍。試吃結束後，一件奇妙的事情發生了：我的「麥當悔」症狀消失了，我不再腹脹，也沒有頭昏腦鈍，這是在午餐後我第一次覺得思緒清明。

然後，我們開始認真進行試吃葉菜的工作。我來這裡不是為了酸模、水芹、山葵、芝麻葉或是塌菜，而是要向葛里芬拿一點他栽種過最讓人興奮的蔬菜，那是由羅格斯大學植物學家伊來亞．拉斯金（Ilya Raskin）所研發一種營養成分更高的植物。這種植物必須長得快（因此果樹跟番茄都被判出局），在營養上必須中性（不是對身體健康有益或有害），而且還得是要人們吃得多的種類，這點讓萵苣出線。

拉斯金取了萵苣的葉片，打碎成小小的細胞團，放在培養皿中培養，這個過程能產生新型且不同的遺傳品種。當這些細胞團長大後，拉斯金會檢查其中是否含有多酚這種有益健康的化合物，然後將含量最高的細胞團塊種在泥土中。這樣培育三代之後，得出一種長著深紫色葉片的新型萵苣，其多酚的濃度是藍莓的兩倍半，拉斯金把它稱為「羅格斯深紅色萵苣」。

酢漿草種子公司在二〇一三年三月買下了這種萵苣的專利。這種萵苣的葉子柔軟而有光澤，具有「怡人的苦味，有點像菊苣，但味道更清淡」。拉斯金一開始需要的是營養成分，後來也獲得了味道。

拉斯金會是多力多滋效應的新敵人。就像克雷解決了味道的問題，拉斯金則解決了營養的問題。總有一天，我們買到的番茄（或草莓、檸檬、金柑、酪梨、芒果等），會都是為了兼具味道和營養而培育出來的，農夫所栽培的農作物能讓種的人高興，吃的人也高興，農業上所謂的「改良」能更名副其實。

番茄

在四十八小時後即將展開的晚宴前，葛里芬給了我夢寐以求的好消息。幾天前，在他的辦公室中有個小箱子，箱子中有個小冰桶，冰桶裡有九磅熟成的花園珍寶番茄；然後，這個裝了番茄的箱子被送到優比速快遞公司位在加拿大多倫多的倉庫，之後再以卡車運送，現在箱子就在我這裡，我好想擁抱它。

之前，當海斯告訴我花園珍寶番茄尚未成熟的壞消息時，我在絕望中想起一件事。

幾個月前，克雷曾寄了一包花園珍寶番茄的種子給我，我把這些種子分給一些和我一樣著迷於傳家番茄的朋友，於是，我開始打電話給這些朋友，第一句話都是：「嗨，還記得我給過你的種子嗎？」

結果，有位檢察官朋友昨天才剛摘了兩顆成熟的番茄，但他吃掉了；住在我西邊兩小時車程的農人比較晚下種，現在連果子都還沒結；住在我北邊一個半小時車程的農人種了四株，已經結實纍纍，但顏色都還是綠的，可是他之前曾把種子分給更北邊的一個農夫，他種的番茄已經紅了。聽到這個消息時，我欣喜若狂；另外，還有一位住在城裡的朋友，只種了一株花園珍寶番茄，但那株已經瘋狂結果，他歡迎我想摘多少就摘多少，最後，我從這兩個人那裡湊到足夠的數量：農夫給了我七磅，朋友給了我兩磅。

然而，還有另一項比天氣更巨大、更複雜、更無法預期的阻礙，那就是：政府機構。

在多倫多的這九磅番茄，要如何穿過邊界進入美國而抵達納帕谷地，而且在運送過程中的方式不讓風味流失？

如果你打電話給美國農業部經濟研究服務局的動植物衛生檢驗局的植物保護與進口檢疫許可服務部，然後按下1，想要知道「關於果實與蔬菜進口的相關問題」，你會被告知，如果沒有從事商業活動的番茄栽培者，是不可能出口番茄到美國的。

如果你在兩分鐘後打同一支電話，這次按9，直接和植物保護與進口檢疫許可服務部的客服人員通話，也會得到類似的結果，只是換個說法而已。電話那頭會告訴你，你需要準備的有「來源證明」、「植物檢疫證明」，和一張商業發票，不過如果你沒有特別的原因，依然會被海關官員打回票。

如果你打電話給加拿大食物檢驗局，也就是國界另一端負責發出植物檢疫證明的單位，那邊會告訴你，動植物衛生檢驗局的植物保護與進口檢疫許可服務部的人錯了：如果番茄是產自加拿大，是不需要植物檢疫證明的，因此不論你願意付多少錢，他們都不會發出證明，而加拿大需要的證明文件，就只要一張由「出口者」（在這個案例中，就是本人在下我）簽名的文件，保證這些番茄是原產自加拿大就可以了。

如果這個時候，你用「只是好奇問一下」的語氣詢問，如果有個人「保證」自己從宏都拉斯進口的番茄，但實際上卻是由加拿大生產的話，那該怎麼辦呢？因為從外觀是看不出兩者有何差別的，這時，電話那頭會陷入不安的沉默。

總之，你會發現有兩種證明文件的來源，一種是加拿大邊境農業產品出入境許可說明，另一種則是北美自由貿易協議產地的證明，你得花上兩天猜想到底要用哪個才對，最後你決定管他的，兩種都用。

然後，你開始在網路上瘋狂蒐尋商業發票和報關單之間的差別，直到操著南亞口音的優必速倉庫員工告訴你：「老兄別擔心，這兩種是一樣的。」在只剩下幾天的時候，你發現還需要「預先申報號碼」，你掙扎到底是要用「羅馬番茄」的號碼0702.00.0025，還是「櫻桃番茄」的0702.00.0015，最後，你決定使用0702.00.0035，這是特別用來給非特定品項清單B中的號碼，指的是「其他番茄」。

最後，你將所有的文件都放到一個嚴密封好的信封中，並緊緊抓在胸前，以免被突如其來的一陣狂風吹跑了。你帶著這個信封，以及一個已經用報紙、保麗龍球、氣泡墊包好，裝滿花園珍寶番茄的冰桶，到優必速位於多倫多的舒適林蔭大道收貨站，站員親切地告訴你，雖然他很確定在運送時溫度不會降到冰點以下，但他也無法保證這樣的事情不會發生。如果你知道低溫對於番茄風味化合物有不良的影響，也知道海關官員喜怒無常的個性，那麼到隔天清晨之前，你只能持續處在擔憂驚慌的狀態中。

最後，你終於收到了一封有史以來最棒的電子郵件，那是由酢漿草種子公司寄來的，上面說：「番茄已經送到了。」你眼中充滿淚水，你想到那位優秀的海關官員，站在裝著外國動物和腐爛香蕉，而且也沒貼上清單B的那些箱子之間。她檢查了你的文件，震驚於報關文件竟寫得如此完整，然後對那箱番茄揮手道別。這天稍晚，你在加州薩利納斯的酢漿草種子公司辦公室中，撕下冰桶上優比速公司（UPS）貼的封條，打開蓋子，吸入飽滿的番茄香氣，深覺花四百零五美元的運費是值得的。

小麥和草莓

最後，我終於能帶著番茄北歸。我穿過海灣大橋到奧克蘭，在奧利佛托這家餐廳吃午餐，餐廳老闆鮑伯．克萊恩（Bob Klein）拿了四磅的胡利斯小麥給我，這是由華盛頓州立大學開發出來的品種，這種「低投入型」（也就是不需要太多肥料）的小麥產量不錯，最重要的是具有堅果前調（該餐廳用石磨研磨胡利斯小麥製成的番茄肉醬筆管麵，是我在義大利以外的餐廳中吃過最棒的義大利麵）。

我繼續向北開，到塞瓦斯托波爾市郊鄉間的一間蔬果攤。在七月到九月之間，薛爾頓市場農園會在這裡賣一種叫做Mara des Bois的草莓，這是和之前截然不同的品種。這種草莓的紅色光彩奪目，果實柔軟到得直接捏著梗才能採摘，然後再用空運方式運送以確保安全。把它拿在手中就聞得到香氣，雖然它的味道引起爭議，有人質疑這種草莓可以稱做「草莓」嗎，因為它的各種香味中以葡萄的味道最明顯，這的確是無可否認的。康科特葡萄和AriZona Grapeade都有同樣的葡萄香味，這來自於甲基鄰氨基苯甲酸這種植物化合物。事實上野生草莓也曾有這種葡萄味，只是在提高產量的過程中，這種香味已經消失了。

我買了一箱Mara des Bois，和行李一起放在後座，然後朝東往納帕前進。每當我遇到紅燈停下時，香味就會飄散至前座包圍住我，等車子繼續前行時香味又退回後座。我在晚餐時分抵達海斯那裡，他從後座拿出草莓，丟了一顆到口中，說：「這真的是好東西。」

晚宴登場

美國烹飪學院在一九九三年接管了灰石酒窖釀酒廠（Greystone Cellar）的葡萄酒廠，這棟建築百年多來都用於生產葡萄酒，現在則轉型為培養未來主廚的場地。該學院的研究所位於一棟老舊的警衛室，前面有爬滿植物的石牆，看起來就像是童話故事中的小屋。在這類故事裡，小男孩會在屋內遇見好心的魔法師，端一碗神奇的湯給他，事實也相去不遠。在為期十五週的課程中，佛吉歐尼讓學生埋首於已經遺失的古老味道中，包括栽培傳家番茄、用吃橡食的豬隻來燻製香腸、處理布克艾雞和布克艾雞蛋。

在八月二十二日那天晚上，佛吉歐尼用全世界都還沒人喝過的雞尾酒來開場，這種雞尾酒的材料是加入蜂蜜一起烘烤的橘子、接骨木花利口酒、蛋白、琴酒，以及「第一號羅勒」，這是由佛羅里達大學所培育的雜交種，產量高、具抗病力，嚐起來就像是它的親代，也就是常見的羅勒與檸檬羅勒。

當佛吉歐尼的學生用銳利的刀子切分花園珍寶番茄，並輕輕撕開羅格斯深紅色萵苣的葉片時，在餐廳中的客人們正飲酒談天，享受鼻腔後味覺的滿足感。

當初在擬訂晚宴名單時，我斟酌推敲著可能會對味道與營養這兩者的結合有興趣的人。我在一個月前就發出邀請函，心想或許能說服兩、三個人來到北加州用餐；同時也揣想著，布朗的紫色馬鈴薯能降低血壓，但是否能和美國烹調教父手中其他味道頂尖的農產品相匹配，還有待觀察。

今天，一共有十六位客人到場，包括了伊利諾州大學的傑．歐宣斯基（Jay Olshansky），他曾接受過麥克阿瑟基金會資助，研究的領域是健康養生，我曾和他用電子郵件相互通信了三年，主要是討論牛排，但是也談到營養與長壽的話題。還有比爾德基金會[4]的執行副總裁米契．戴維斯（Mitchell Davis），瑪氏巧克力公司的研究員沙金，以及海斯、克雷、葛里芬，另外還有克拉克，他帶來親手種植的羅勒。

在沙金喝著羅勒雞尾酒時，我聽到他說：「未來十年，全世界巧克力的需求量將會增加一百萬公噸。」而且在下一個十年後會再增加一百萬公噸，下下一個十年同樣也會是一百萬公噸。至於要從哪裡得到那麼多巧克力，以及這些巧克力會長成什麼樣子，將會是沙金在他後半段職業生涯中拚全力解決的問題。

現在，許多栽種可可的農人改種其他獲利更高的作物，例如玉米或橡膠，因為他們得養家活口；有些人則是沒有其他的選擇，因為巫婆掃帚病（witches' broom）和黑斑病等疾病，讓數不清的可可園陷入荒蕪（巴西以前是全世界第三大的巧克力出口國，現在則是進口量大於出口量）。中國的中產階級持續增加，這些人也喜歡上巧克力的味道。

在印度和巴西，情況也是如此，需求程度持續增加，原因之一就是營養智慧造成的。巧克力對於健康的貢獻，包括促進血液流動、改善心血管健康、降低血壓，同時也具有減肥與抗糖尿病的特性（效果最強的是黑巧克力，其中含有的次級代謝物比較豐富，雖然比較苦，但深受巧克力迷喜愛）。目前全世界巧克力產量似乎正在下跌，而需求量卻上升。

這樣的結果會讓巧克力變得非常昂貴，或是讓巧克力業者只著眼於產量而生產品質糟糕的巧克力。在厄瓜多有個巧克力品種，每英畝的產量可以高達一萬六千多磅，是一般巧克力的十倍，但沙金說它吃起來像是酸的泥土。能夠讓這種巧克力變好吃的唯一方法，是要去除其中一些有益健康的植物化合物。巧克力似乎將會和多力多滋效應發生衝

4. James Beard Foundation，創建於一九八六年，總部設在紐約，是全國性的非營利機構。每年會選出全美最棒的餐廳與大廚，為美國餐飲界的最高榮譽。

突。

聊到這裡時，美國烹飪教父請諸位賓客入座。

在當晚品嚐雞肉的奧林匹克運動會上，由布克艾雞獲得金牌，這並不令人意外，畢竟布克艾雞養了十八週，比較老，也啄食了更多青草。海斯養的哈巴雞有八十四天大，長得比較大，味道比較淡，肉質稍軟，但絕對不是比較差，這是重點。

在這幾十年來，這些雞肉的遺傳特性，經由那些立意良善，但未受過訓練的愛好者在自家後院土法煉鋼之後，已經變得一團糟了。海斯花了好幾年才把他自己的布克艾雞整頓好，在當地的市場，售價是一磅八美元。他無法供貨給超級市場，就算能，價格也會讓廠商望之卻步，但是，哈巴雞可以辦得到。

在法國，哈巴公司農場飼養的紅標雞，牠們的外觀和聞起來的味道，就如同我們所想像的那樣，人們也會到超市買這種雞肉。紅標雞肉的價格是肉雞的兩倍，這種雞肉的市占率在全雞市場上超過一半，因此重點在於：大型食品公司也能有比較好的味道解決方案。如果「真正的味道」能夠賺錢，他們就會提供消費者真正的味道，所以大食品公司注意啦！小型和中型食品公司也一樣，如果你們想要「味道」，就能得到。

菜單

◆品嚐布克艾雞肉與哈巴雞肉，第一部分

義式雞肉冷盤佐山葵芝麻菜

精燉十二小時的雞湯

＊＊＊

胡利斯小麥仁與羅格斯深紅色萵苣沙拉

搭配初榨菜仔油

快煮花園珍寶番茄，搭配手作新鮮筆管麵

◆品嚐布克艾雞肉與哈巴雞肉，第二部分

烤雞

燉雞搭配布朗的烤橘色與紫色的馬鈴薯泥，以及煮軟的阿馬拉（Amara）芥菜

＊＊＊

用 CATIE R-4 與 R-6 品種巧克力混合製成的拿破崙蛋糕，搭配 Mara des Bois 草莓

比爾德基金會的戴維斯說，羅格斯深紅色萵苣嚐起來「棒極了」，她「感受到美妙苦味所帶來的震撼」，紫色馬鈴薯泥「如奶油般細滑而感性」。克拉克則稱讚橘色馬鈴薯「好吃得不得了」。

當晚的明星應該就屬克雷的花園珍寶番茄，這種番茄壓碎製成的醬汁，有著深沉濃郁的味道，讓一位客人想起了她的祖母；沙金也說得用在冰淇淋店試吃的那種小湯匙，這樣才能把每一滴都吃得乾乾淨淨。

如果這份晚餐證明了什麼，那便是「不要再找藉口了」。我們能夠培育人類需要的食物，這些食物可以充滿滋味，也能滿足人類原始的動物需求。科技讓我們陷入食物的混戰中，也可以讓我們從中解放，就端看我們怎麼決定。如果消費者需要真正的味道，也願意多付一點錢，他們就能夠得到真正的味道。紅酒就是這樣，精釀啤酒也是這樣，讓我們把食物也變成這樣。

沙金對巧克力的熱愛長達六十四年，從事巧克力的專業研究也已經有三十年之久。當佛吉歐尼和侍者送上甜點時，他說：「這種巧克力是對抗黑斑病的成果。」此款巧克力是由哥斯大黎加的農業研究組織CATIE所培育的，除了沙金之外，還沒有人吃過這種混合巧克力。CATIE培育的目標也包括增加產量，他們希望能提升到一般巧克力的兩到四倍。

沙金接著又說：「就我所知，這是在巧克力三千年的歷史中，首次有人決定把『味道』加入培育標準中。」結果，有四種可可樹具備了下面三項標準：能對抗黑斑病，產量比平均值高出五倍，而且富含風味，最後的第三項標準，對廚藝學院的客人和世上所有深愛巧克力的人而言是最重要的。

二〇〇九年在巴黎舉行的巧克力大展（Salon du Chocolat）中，有兩種CATIE巧克力得到傑出獎（Cocoa of Excellence）。CATIE R-4被評定為具有可可味、甜味、果味和花香味，而CATIE R-6則被認為具有堅果味、木頭味，餘味是棕色水果和巧克力味。沙金說，這是中美洲巧克力典型的味道。宣傳手冊上的文案可能會這麼寫：「產量高達五倍！充滿在地風味！」

沙金把試吃的小塊巧克力傳給大家。他說，巧克力不只是一種食物，也像是一個旅程，應該要當成假期或是午後水療般來體驗。他說：「把巧克力放到口中，以舌頭將之頂到口腔上方，然後再用嘴巴吸入一小口氣，讓揮發物進入鼻後嗅覺區域。」吸入嘴內的空氣，能把揮發物送到鼻後嗅覺區，當受器受到刺激，那份滿足就會填滿並延長慾望。

我很希望來參加晚宴的賓客中，有兩位無法出席：普洛凡沙在紐約上州參加婚禮，吉列則是忙於工作。在晚餐最後，我提出他們可能產生的疑問：「大家對於餐點有什麼感覺？」當時我們處於攝食後正回饋的狀態，食物正進入胃腸，刺激感應器，讓激素釋放出來，感覺便產生了。

葛里芬說：「非常滿足，意猶未盡。」

戴維斯覺得「很好」，他仔細斟酌字句說道：「在用完餐後你不該覺得不舒服，如果會，那就是主廚的錯。」克雷顯得神采奕奕，主要是因為他遇到了味覺區分能力最強的人——也就是沙金，很愛他所培育的番茄。美國廚藝研究院烹飪營養部門的資深主任米勒則說：「我感覺快樂又輕鬆，我很少碰到像這樣，在用餐時會全心專注品嚐食物的情況。」

養生專家歐宣斯基宣稱，培育風味更佳食物的事業，應該要成為一項「食物運動」，他說：「少即是多。」隨著食物攝取量的增加，會減少用餐的樂趣。他進一步解釋：「如果每份食物的分量比較少，但是味道濃郁，那麼就能為用餐帶來最大的愉悅。」

每個人都思索著這番話，然後走到停車場開車，駛入夜晚之中。八個小時後，便是早餐時間。

海斯種的花園珍寶番茄又過了兩個星期才成熟。在納帕谷地一個寒冷的早晨，海斯發現這些番茄終於染上第一道紅色，幾天後他就一直吃著這種番茄。他告訴我：「好吃到爆，真高興在菜園裡種了這種番茄。」

某天下午，海斯摘了幾斤番茄，開車送到奧克蘭一家叫做杜波的義大利餐廳。餐廳的主廚史穆雷維茲看了那個箱子一眼，說：「瞧瞧這些美人兒。」他伸手拿起一個，咬了一口，然後宣稱：「只有一個詞彙能夠描述這些番茄的味道，那就是『美味』。」

附錄

真味道，讓你吃得好又活得久

在大自然中，味道與營養同在。對於要吞下肚的每一口食物，你都得自問下面這些問題：食物中的味道是怎麼來的？如果是來自你吃的植物或是動物，那就可以吃；如果是由得到化學學位的博士調配製成，那就放下別碰吧。

學習猶他州山羊的吃法

吃各式各樣的真食物，包括你不喜歡的那些食物，例如綠花椰菜、綠色甘藍菜、肝臟和鯖魚（相信我，它們都很美味）。你的味覺會成長，也會改變。你在九歲時喜歡的食物，在你成年之後未必還會喜歡。嚐嚐新的食物，等吃了十次之後才能確定自己是否真的不喜歡；此外，也要吃會讓你感覺很飽足的那些食物。

胎兒就已經會品嚐味道了

研究顯示，在嬰兒出生之前，味道就已經發揮影響力了（對小牛來說也是如此）。胎兒會經由羊水和乳汁嚐到味道，如果母親吃健康的食物，孩子會比較不挑食；相反地，母親如果吃垃圾食物，孩子也會比較傾向喜歡吃垃圾食物，為人母者不可不慎。

為了味道而吃

吃你能找到最美味的真食物。如果你認為這種食物太貴，別忘了，食物最後的歸宿，就是你的身體。

尋找甜美且有胡蘿蔔味道的胡蘿蔔，找柔軟多汁且有桃子味的水蜜桃，選擇真正具有味道的萵苣品種（通常顏色越深，味道就越重）。試試看比較貴的有品牌番茄，通常它們的味道也會比較好。選擇初榨的冷壓油而非精製油（不過要注意，初榨油通常不適合炒或炸）。到農夫市集尋找培育出最美味食物的農夫。你可以在比較高檔的超市中購買農產品，試試看味道會不會比較好。

如果你買的食物吃起來像是厚紙板一樣可怕，就向店家投訴、向侍者客訴、向大廚抱怨，或是向賣你食物的人抑或超市提出抗議。如果你只是保持沉默，什麼都不說，就沒有人知道你在乎這件事。

最後，最後，坐下來思考，你因為沒有買牧場沙拉醬、番茄醬和發泡奶油而省下了多少錢！

吃草飼肉類

這種肉比較貴，但是比較健康，而且你也會吃得比較少。

選擇至少二十二個月大的草飼牛肉（非精瘦的便宜貨）和草飼豬肉。選購價格較低、適合用來燉煮的部位，這樣能讓菜餚充滿香味，也能滋潤你的心靈。

選擇雞肉難度就很高了。大部分的「草飼雞肉」都是現代的肉雞品種，只是有時候會蹲踞在草地上，但在牠們的砂囊中還是裝滿了玉米和黃豆。這些雞的食量大，長得快，因此沒有時間吃到足夠的草，「草飼」只是做表面功夫，並未增加營養和味道。有機雞肉通常更糟，因為那些是飼料換肉率高的肉雞品種，只是在室內用有機飼料養得又肥又壯而已。

在農夫市集或專賣店，仔細尋找年齡不低於九週的雞隻，以十二至十八週大最佳。這些雞在被飼養時，天暖時得到戶外吃草，冷到不適合外出時則要待在室內吃青綠飼料（如果你能買到超過十八週大的雞，就做道雞肉湯疙瘩吧）。注意：不能以雞皮的顏色來判斷雞肉的好壞，無數商業飼養的肉雞被餵食色素，好讓牠們看起來像是自由放養；而有些上好的傳家雞種，例如Houdan、Dorking、Australorp（以及一些紅標雞的混種），不論吃了多少類胡蘿蔔素，皮膚依然會是白色的[1]。

好的雞種外觀沒有肉雞那麼矮胖，腿比較長，雞胸肉也比較小，要找到這樣的雞並不容易，但是很值得一試。

遠離合成香料技術

一罐可樂、一包薯條、一根乳酪條，或是一餐速食，並不會改變你的味覺，或讓你的未來陷入癡肥的慘況，但是每當你吃下人工香料，就是在欺騙自己的大腦（更糟的是，偽香料也欺騙了兒童的大腦）。你吃得越多，後果就越嚴重；吃得越少，就越不容易喜歡吃這類食物。要仔細看清楚食品成分。

下面這些字眼是代表愚弄你鼻子的化合物：

- 天然香料
- 天然調味料
- 人工香料
- 調味料
- 香料

下面這些字眼是代表會愚弄你嘴巴的化合物：

- 麩胺酸鈉（monosodium glutamate）
- 麩胺酸鈉（MSG）
- 鳥苷酸二鈉（disodium guanlyate）

1. 原書註：雞皮呈現白色，是因為其中含有能把類胡蘿蔔素分成兩半的酵素。番茄中也有類似的酵素，北美洲西岸部分的野生鮭魚也是如此，這些鮭魚的肉是異常的白色，許多人也認為嘗起來更美味。

- 肌苷酸二鈉（disodium inosinate）
- 圓酵母（torula yeast）
- 酵母萃取物（yeast extract）
- 水解蛋白（hydrolyzed protein）
- 自溶酵母萃取物（autolyzed yeast）
- 糖精（saccharin，商品名為：Sweet Twin、Sweet'N Low、Necta Sweet）
- 阿斯巴甜（aspartame，商品名為：NutraSweet、Equal, Sugar Twin）
- 乙醯磺胺酸鉀（acesulfame potassium，商品名為：Ace-K、Sunett、Sweet One）
- 蔗糖素（sucralose，三氯蔗糖，商品名為：Splenda）
- 紐甜（neotame，商品名為：Newtame）
- 高甜（advantame）
- 甜菊糖（stevia）

不要光顧會使用合成香料的餐廳

我只找到一間有公開食物成分的連鎖餐廳：麥當勞。在它們長達三十七頁的清單中，我算了一下，合成香料出現了兩百二十多次（不包括酵母萃取物或其他甘味劑），但至少麥當勞率先做了這件事。

其他的連鎖餐廳，包括那些如家庭般友善，有著溫暖氛圍的包廂，而且侍者看起來打從心底歡迎顧客的餐廳，都是依照下面相同的模式作業：使用已經調味好的工業化生產食物，在營業場所組合並重新加熱。許多小吃店、自助餐廳、小酒館、小餐館和酒吧也都是這樣做。（你曾經想過嗎，為何所有的水牛城辣雞翅醬汁、雞塊和凱薩沙拉醬的味道竟都如此相似？）當你的味覺適應了真正的味道，會發現在這些場所供應的東西都是過度調味、熱量又高的食物。

到聘請真正主廚、料理真正動植物的餐廳用餐，別去雇用廉價勞工從塑膠桶倒出醬汁、從袋子中倒出調味粉的那些餐廳。請光顧那些呈現食材真正味道，以及不用調味料胡搞瞎搞的餐廳。

有機可能好，也可能不好

由於有機水果和蔬菜並未受到農藥的保護，因此面對自然界的敵人時，需要更努力製造植物次級代謝物來保護自己。理論上，有機蔬果應該比較有味道，但是這並非絕對的，因為有些「工業有機」農場栽培的是現代的品種，本身就無法變得美味。有機標章並無法保證食物會較美味或較健康，這需要藉由食物的味道來測試品質。

吃香草和香料

香草和香料不但對身體有益，也能讓食物更美味，但香草和香料是用來添加食物的味道，而非掩蓋食物的平淡無味。

別吃維他命藥丸

並沒有科學證據顯示維他命營養補充品有益健康，但過於依賴保健食品卻很可能因此助長了食物朝平淡又高熱量的方向發展；更糟的是，如果你的身體需要維生素，吞下毫無味道的藥丸，還會讓你在無意中建立起味道偏好，就如同普洛凡沙對那些喜歡椰子的羊所做的事情一樣。要吃真正的食物，這種食物的味道和其中蘊藏的營養有著密切的關聯。

吃黑巧克力、喝葡萄酒與精釀啤酒

這些食物無法預防或是治療疾病，但是它們味道豐富，能和其他的好食物相互搭配食用，你可以把它們想成是通往健康味覺的途徑。

讓小朋友吃好吃的水果

大人總會很享受讓小朋友吃甜食時的那種樂趣。讓孩子們改吃美味的桃子、野生藍莓，或是脆甜微酸的蘋果吧！他們會覺得很好吃的。看著他們臉上驚奇地展露出愉快的模樣，你會感覺很棒。使用真實的味道從不會失手。

情況會越來越好

超級市場中的景象看起來讓人覺得無望：農產品區和肉類櫃子中裝滿了大量生產又平淡無味的食物，從第一條到第十二條走道全都擺滿了用調味料騙人的高熱量食品。要讓我們吃的食物品質提高，只有一個方式：提出要求。品質運動已經改革了北美洲人飲用的葡萄酒和啤酒品質，我們的食物也得如此。

請前往 www.markschatzker.com 網站，查詢真味道的最新訊息，例如在哪裡可以找到克雷的上好番茄，或是你家附近哪裡有販售美味的雞肉。

致謝

如果你在晚上大部分的人都回家之後，去敲克雷實驗室的門，應門的會是丹妮斯・提曼。她負責照看研究生、栽種無數株番茄，讓所有事情都能朝正確的方向發展。提曼不只執行行政工作，她也和克雷合寫了許多論文，並且選殖出苯乙醇合成途徑中的第一個基因。謝謝妳，提曼。

謝謝漢斯・歐伯恩，他和路易斯與圖林森一起工作，他找出了毛毛蟲唾液中的特殊化合物，這些化合物會引發植物合成並且釋放化學訊號，吸引這些來襲毛毛蟲的特殊天敵。我也要謝謝胡安・畢雅巴，他積極參與了普洛凡沙的研究，當然也要感謝其他生態學領域的學者。

科學是一項集體工作，我在本書中只提到少數人名，但我也要懷著感激與崇敬，向其他許多沒有提到名字的人致意。在許多工作中我可能只提到一位科學家，但那只是作為相關領域許多科學家的代表。我要謝謝我的經紀人理查・莫里斯，在這本書的點子還未成形之前，他鼓勵我發展並且仔細呵護這個點子，為此他打了爆多的電話。我也要謝謝麥可・茲瑟邦，他請我寫這本書，並且一路照看書中的想法，讓本書完成。感謝米莉賽特・班奈特擔任這本書的生物學編輯，仔細編輯了本書的內容。

在我的工作中，我最愛的不是能去旅行，也不是能吃大餐，而是有機會接觸到有趣的思想家與創作者。和伊利諾大學著名的昆蟲學家梅・貝倫鮑姆的談話，讓我得到了罕見的啟示，她帶領我走過植物次級化合物的歷史與科學領域。我也要感謝約翰・拉芬威爾告訴我香料產業的早期歷史，還有明尼蘇達大學的蓋瑞・萊因修斯，幫助我了解一些（被嚴重忽視的）香料標示法規，我也要謝謝亞伯達大學的道格・科沃爾，他是現代家禽工業的活字典，還有保羅・強森，光是你為我解釋你的博士班工作，就值得再頒給你另一個博士學位了。

每位作者之所以能夠生存，是因為他們處於一個支持系統中。泰德・蒙克萊夫和凱瑟琳・海威德這樣的編輯，讓我這樣的人有工作，我的朋友派特・艾雪曼、班・奧德、艾倫・威廉斯和強納森・賈許也在這個系統中。我的兩個兄弟，亞當和艾力克，和我一樣天生就在追尋味道的道路上，沒有你們，我的生活將更為艱困，還會非常無聊。

寫作這本包含大量科學內容的書，如果能有個長輩不只是醫生，而且還是生物化學家的話，將會有莫大的助益，謝謝您，肯．賽倫。如果沒有雙親，我也不會降生在這個世界上，謝謝您們從來不說：「當律師不是比較好嗎？」這種話，並且教導我喜歡真正的味道。我在小學一年級的時候或許討厭吃燉蔬菜，但是人會長大，品味會成熟。

如果沒有我超棒的美麗妻子，這本書根本不可能會問世。她不僅是全世界最好的媽咪，也是個非常忙碌的劇場製作人，同時還是本書的第一個讀者、食譜試吃者、懷疑整理者、治療者、人生指導者、共同患難者，以及無償的助理。我愛妳，蘿拉。對了，妳有看到我的鑰匙嗎？

人與土地 0025

美味陷阱：

你吃的是食物不是食物！揭發假天然、真添加的味覺騙局〔只吃真原味升級版〕

作　者—馬克．史蓋茲克
譯　者—鄧子衿
主　編—郭香君
執行企劃—張瑋之
封面設計—兒日設計
編輯總監—蘇清霖
董 事 長—趙政岷
出 版 者—時報文化出版企業股份有限公司
108019台北市和平西路三段二四〇號三樓
發行專線—（〇二）二三〇六—六八四二
讀者服務專線—〇八〇〇—二三一—七〇五
（〇二）二三〇四—七一〇三
讀者服務傳真—（〇二）二三〇四—六八五八
郵撥—一九三四四七二四時報文化出版公司
信箱—10899台北華江橋郵局第九十九信箱
時報悅讀網—https://www.readingtimes.com.tw
綠活線臉書—https://www.facebook.com/readingtimesgreenlife
法律顧問—理律法律事務所　陳長文律師、李念祖律師
印　刷—盈昌印刷有限公司
二版一刷—二〇二〇年十一月二十日
定　價—新台幣三五〇元

時報文化出版公司成立於一九七五年，
並於一九九九年股票上櫃公開發行，於二〇〇八年脫離中時集團非屬旺中，
以「尊重智慧與創意的文化事業」為信念。

美味陷阱：你吃的是食物不是食物！揭發假天然、真添加的美味騙局〔只吃真原味升級版〕/ 馬克．史蓋茲克（Mark Schatzker）著；鄧子衿譯. -- 二版. -- 臺北市 : 時報文化, 2020.11
面；　公分
譯自 : The dorito effect : the surprising new truth about food and flavor.
ISBN 978-957-13-8427-6 (平裝)
1.健康飲食　2.營養　3.食品添加物
411.3　　109016226

THE DERITO EFFECT: The Surprising New Truth About Food and Flavor

ISBN 978-957-13-8427-6
Printed in Taiwan